美妙瞬间

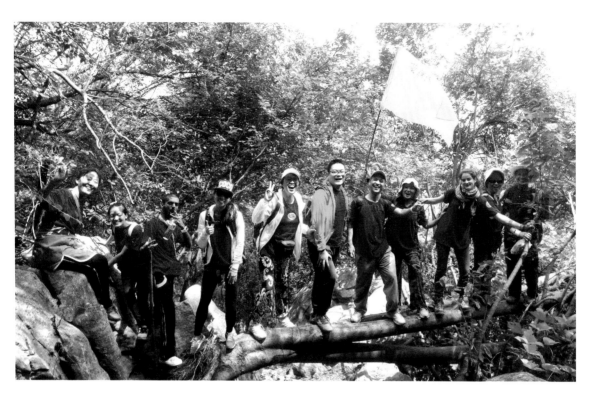

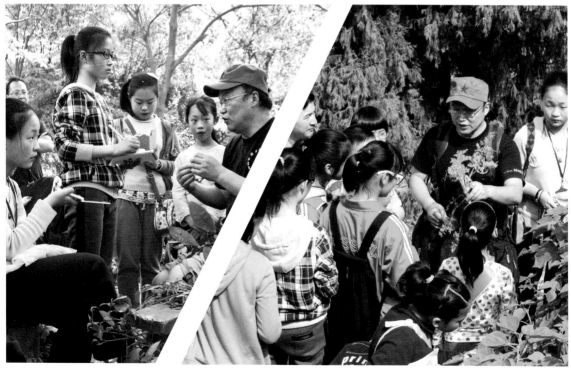

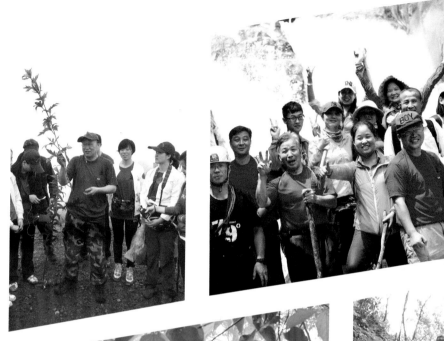

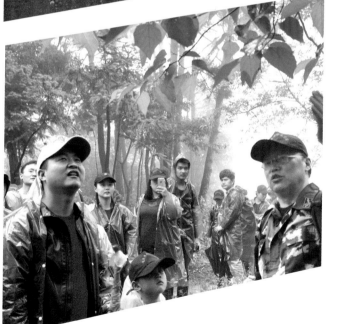

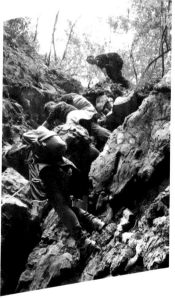

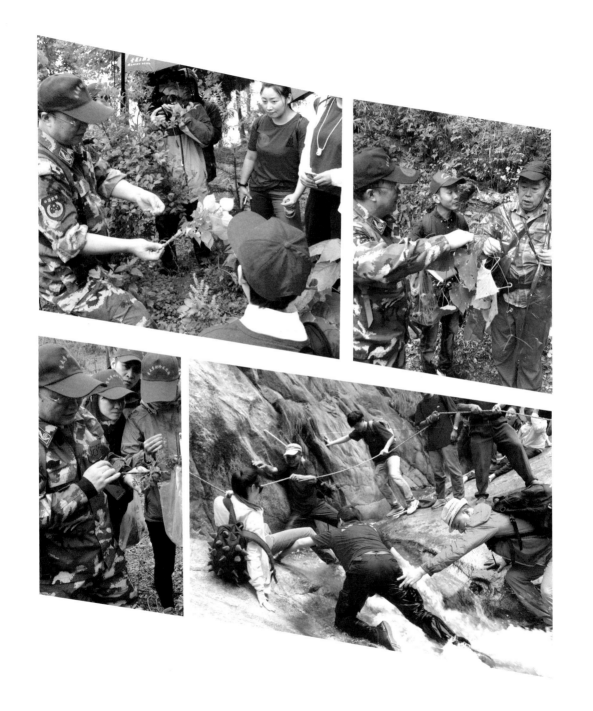

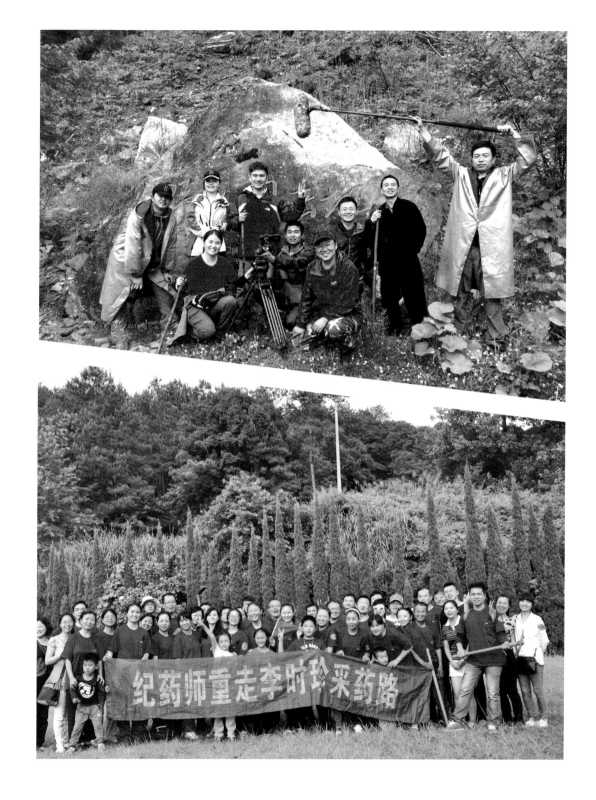

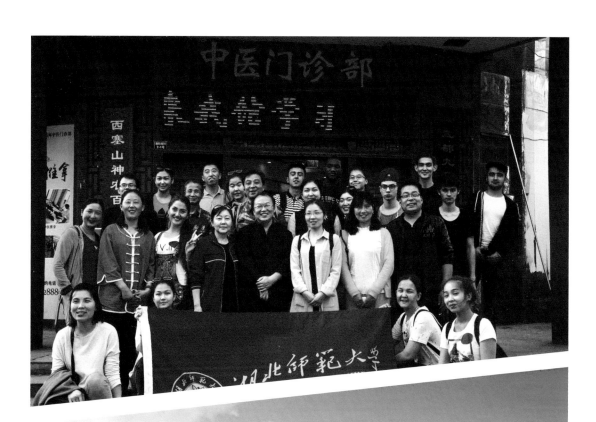

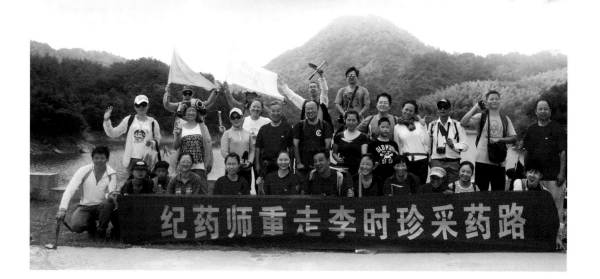

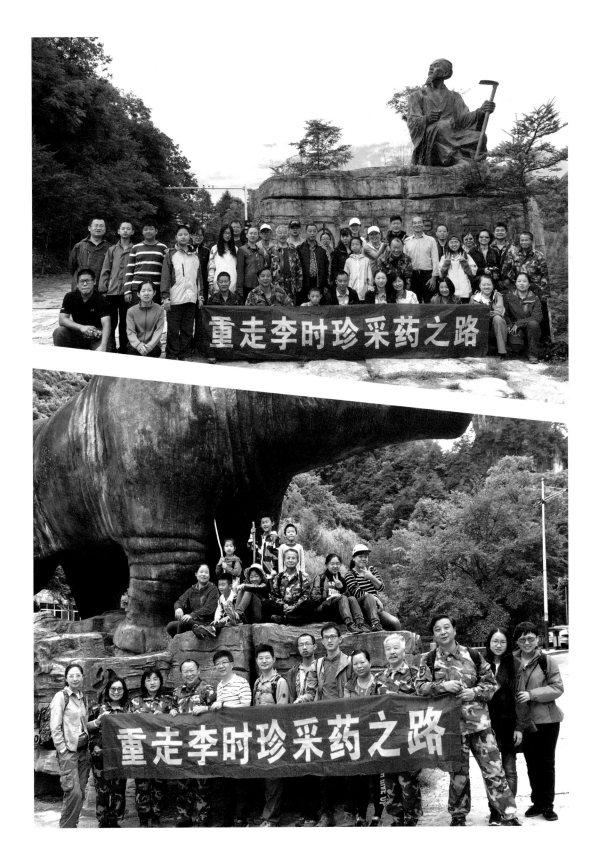

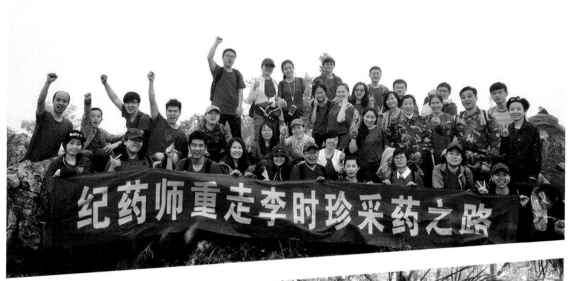

纪药师重走李时珍采药之路

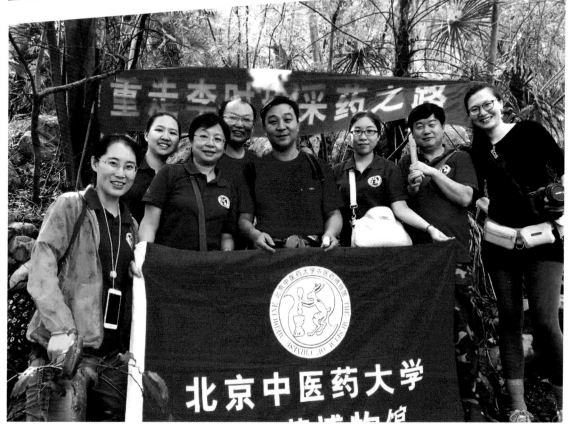

重走李时珍采药之路

北京中医药大学
中医药博物馆

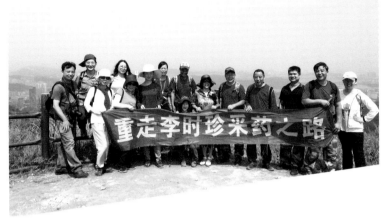

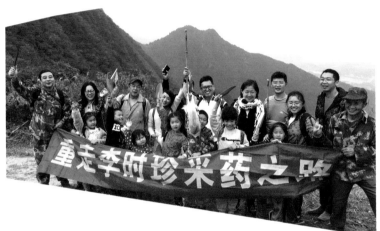

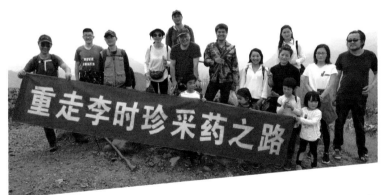

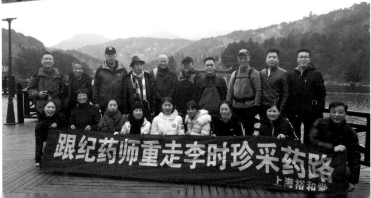

重走李时珍采药之路

主编◎纪少波 刘莹莹

编委◎张连生 刘元发
　　　张松保 纪晓祺
　　　熊小燕 邓　静

山西出版传媒集团 山西科学技术出版社

目　录

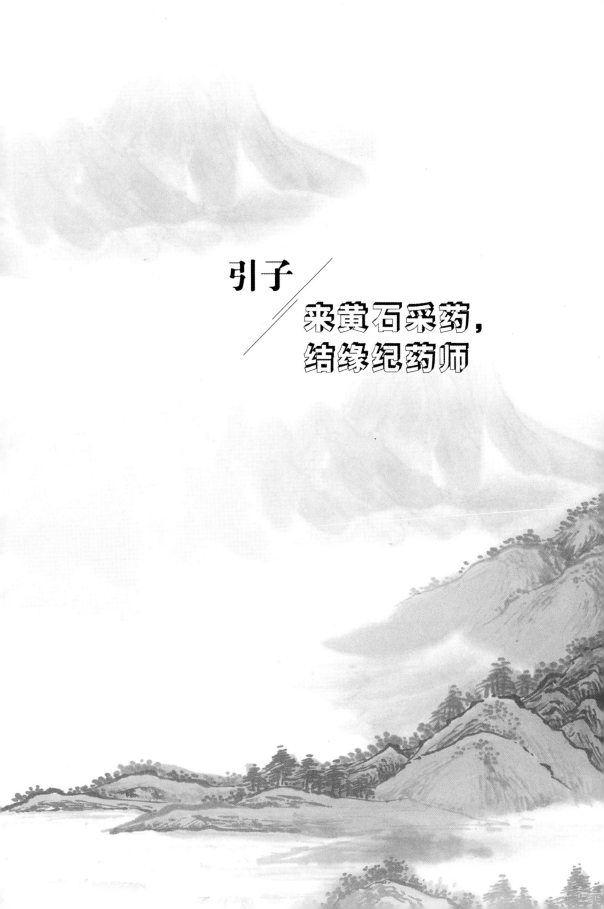

引子

来黄石采药，
结缘纪药师

由中医药专家纪药师联合发起的"重走李时珍采药之路"大型公益活动第136站定于2015年6月6日启程。此次将前往奇峰突兀、山峦叠翠的生态园林——大泉沟，及我国第一家中医药自然博物馆——李时珍陵园。欣赏美景的同时，纪药师将带领大家追寻李时珍采药足迹，讲述李时珍采药趣闻，普及一些常用草药的药效和功能……如今，重走之壮举，已历经10年，采药足迹遍布19省，途径172站，参与采药之行高达11120人。

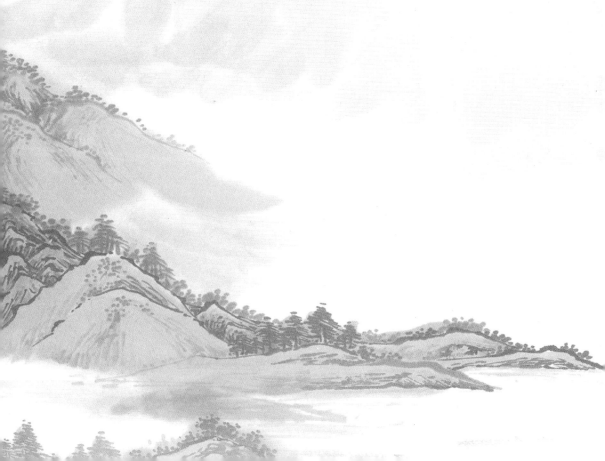

2015 年 5 月底的一天，我无意中在复旦中医学社的微信圈里看到这个广告，不禁感到眼前一亮，当今社会还有这样的人在做这样的事？不计成本带你去爬山认药、采药？休闲度假、学习知识两不误？在北京和上海分别生活了近十年，已经厌倦了大城市生活的我想赶紧到外地去散散心，于是马上报了名，来黄石参加"重走李时珍采药之路"的活动。纪晓祺是纪药师的大女儿，人称"小纪药师"，在上海见过她一面，没有很多交流，只知道她从小习武，是全国武术冠军，性格温文尔雅，比她的实际年龄稳重很多。这次就是她带队从上海到黄石采药的。

我们一行 30 多人坐了一晚上火车，于 6 月 6 日早上到达黄石，纪药师的工作人员把我们接到了市区。纪药师在他的国医馆门口亲自迎接我们，他大概五十几岁，中等身材，但是很魁梧，一看就是个练家子，不过戴副眼镜看上去还是文质彬彬的。简单介绍之后我们就驱车前往大泉沟采药了。纪药师说他认识 3000 多种药材，在他眼里，漫山遍野都是治病的良药。我心里半信半疑，于是每看见一种植物就问他，纪药师都很耐心地给大家解释，走了大概 50 米的山路，他把所有遇到的植物都讲解了一遍，我真的信服了。我以前很喜欢到户外旅行，过去的十几年里去过国内外很多山，有时候也迷路或者没东西吃。以前就常想：如果世界上有人既能告诉我哪些植物可以吃，哪些能做药用，哪些有毒，又愿意跟我们到户外去探索自然该多好！那时我觉得这样的人不可能有，现在发现这样的人真的有，而且就在黄石！看来梦想一直要有，万一哪天实现了呢？

下午回到国医馆听纪药师讲课，各种养生的讲座我已经听过很多，但是纪药师这样的讲座我还真是第一次听到。他讲课时是用全身心在讲，语调高昂，声如洪钟，热情四射。因为他本人也喜欢内家拳，所以讲课时经常比划一下太极拳什么的。我觉得如果给他个更大的讲台，他还能翻几个跟斗。他谈到中医的现状让人痛心，很多中医院的医生甚至都不候脉了，而且中医和中药分离太严重，懂医的人不懂药，懂药的人也很少能给人治病。纪药师之所以从 2007 年开始重走李时珍采药之路，也是因为他坚信中医的根在民间，做中医的人一定要到大自然里去，感悟中医中药。他的讲座中讲了很多例子，包括他们自己采药的故事和他治病的经历等，看来纪药师真的是位实干家。在这个物欲横流人心浮躁的社会里，还有这样的中医师和企业家一直扎根在民间，坚持自己的梦想和信念，坚持继承和发扬中医，实属不易啊。

最让我印象深刻的是他讲阴阳，有两幅图片做对比：一幅是山清水秀，一幅是上海的高楼大厦。他说："人就是自然界的一分子，和一棵草，一块石头是一样的，阴阳无处不在。天为阳，地为阴；太阳为阳，水为阴。这个地球本来就应该高高低低，低低高高，但是我们城市建设是消灭阴阳，不准有阴阳，不准有高低，把山给它挖掉，把坑给它填掉……"阴阳的理论听过很多，可是这样来解释的还是第一次听到。而且他在上海的那幅高楼大厦的图片上划了个大大的叉号！那个巨大的叉号在我看来如同一把利剑，直插心头，原来在城市里不快乐的我，是因为失去了阴阳，脱离了自然，最终迷失了自我。

短短两天的采药活动，让我终生难忘。除了热情的纪药师，我们还认识了他的采药团队：

刘元发，蛇医，年近 70 岁，身材瘦小，上山却如履平地，用纪药师的话说就是："老刘跟我们上山，嫌我们走得慢，刺溜一下，人就不见了。我们再喊'老刘回来'，刺溜一下，他又回来了。"他治毒蛇咬伤得心应手，还多次让毒蛇咬自己，主要是看蛇毒在人体内如何发作，用什么药效果最好，什么药病人用了最没有痛苦。大家都喊他"刘叔"。

张连生师傅也快 70 岁了，他 12 岁开始学习采药，一辈子和草药打交道，基本上在鄂东南没有他不认识的药材。据说他是写"西塞山前白鹭飞"的张志和的后代。同时，张师傅还是个多才多艺的民间艺术家，会雕刻，会捏泥人，会弹奏各种乐器，琵琶、二胡、三弦、笛子，还会制作各种乐器。大家都喊他"张叔"。

张松保，是张连生师傅的儿子，大人小孩都亲切地管他叫"保哥"。保哥也是从小跟父亲上山采药，认识的药不比父亲少，当然也会各种乐器。

后来我又到黄石住了一段时间，参加了第 138 和 141 期采药，跟纪药师他们一起采灵芝、挖蝉花、采菱角、摘荷花。在山顶上扎帐篷看满天繁星，听保哥吹响优美的笛声，似乎到了仙境。可是一回到上海，我又开始肝气郁结，找不到方向。

人生就是一场旅行，你永远不知道后面的风景是什么。但是我知道我要跟着内心的感觉走，才不负此生。和纪药师他们一起上山采药的几次经历竟改变了我的生命轨迹。在外企工作了十几年，习惯了用西方的思维方式来解决问题的我，做出了生命中很大的一个决定：离开大都市，回归自然，与最真诚的人，做最实在的事。

做这个决定真的很艰难。我的母亲是赤脚医生，我从小跟着她认药、学扎针，也见她救过很多人，可是她觉得做医生太辛苦，坚决不让我学中医。后来工作后，我也去北京中医药大学旁听一些课程，偶尔也给亲人同事扎扎针，但从未遇到这样一群既懂中药又热爱中医的人，我要珍惜这个缘分。而且我应该为自己的后半生负责：有个健康的身体，一颗懂得感恩的心和一份自己喜欢的职业。在城市里，我们都被物质"绑架"了，感觉离不了房子、车子、票子和各种服务，人也像笼子里的小老鼠，越跑就越停不下来。其实人并不需要太多的东西，当你放下所有时，身心才能轻松，智慧才能显出。这就是《大学》里说的："知止而后能定，定而后能静，静而后能安，安而后能虑，虑而后能得。"这是一个顺序，是一环扣一环的。为了后面的"得"，必须现在先停下来，定下来，静下来。也许我将来做不了医生，但至少可以为周围的亲人朋友同事解除病痛，也可以为中医的继承和发扬做一点点事情。

纪药师对于我的决定很欢迎。于是，2015 年 10 月 1 日，我正式搬到了湖北黄石，开始了我在黄石学习中医中药的奇妙之旅……

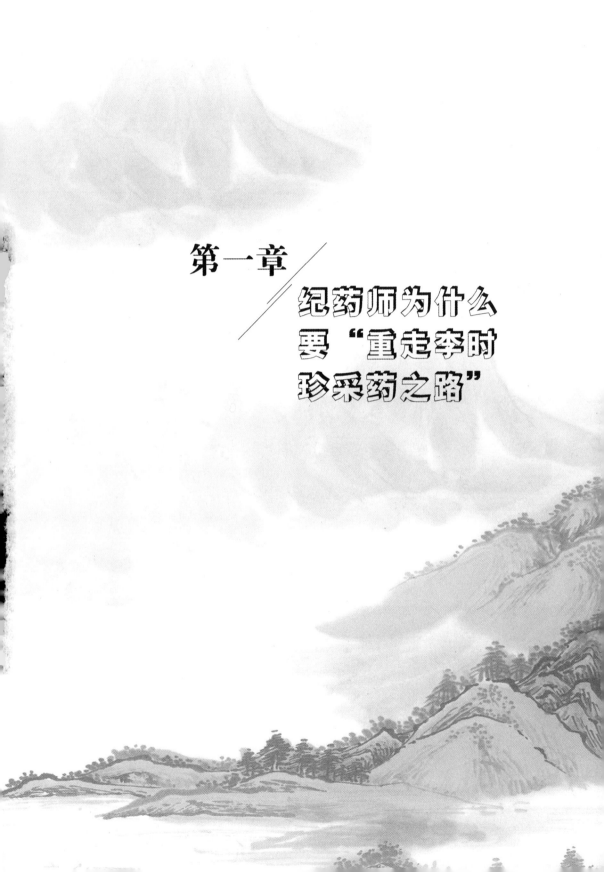

第一章

纪药师为什么要"重走李时珍采药之路"

2015 年 10 月 1 日我辞去上海的工作，正式搬到了黄石，跟随纪药师学习采药。虽然之前参加过多次采药，对纪药师于 2007 年发起的"重走李时珍采药之路"略有了解，但还是每天有不同的疑问。和大家一样，我很好奇他为什么要发起这个活动？这么多年里都到过哪些地方？遇到过什么样的奇特药材和传奇经历？都有哪些危险？又遇到些什么样的人？有哪些收获等。

　　纪药师先是给我看了 2007 年采药的一些视频和图片。2007 年 9 月 8 日，"重走李时珍采药之路"活动正式启动。视频里面，纪药师大药房门前锣鼓喧天，鞭炮齐鸣，还有秧歌队的表演，黄石市相关领导都发表了讲话。忽然我在人群中发现了张叔和保哥，那时候他们还很年轻，尤其是保哥，比现在瘦多了。纪药师笑着说："那个时刻我们还不认识，他们是看到电视上的广告后来报名采药的。第一站我们去的是浠水三角山，来参加的人有 40 人左右。当时在黄石的影响还是蛮大的，我们与东楚传媒网合作，后来又由黄石市委宣传部主办……"纪药师慢慢地讲述着 8 年前的故事，脸上洋溢着笑容，仿佛这些事就发生在昨天。

　　通过不断沟通，我慢慢了解了纪药师的经历。

纪药师经历坎坷，不忘寻中医梦

纪药师出生在大冶铁矿，母亲是赤脚医生，小时候他就经常读母亲的工作用书《中草药》，还经常上山采药认药。恢复高考以后，他如愿以偿地考入湖北中医学院。《药用植物学》《中药鉴定学》《中医内科学》《伤寒论》都学得很好。那时候的他踌躇满志，总想将来为国家多做贡献。1980 年的一天，日本代表团来湖北中医学院访问，当时纪药师被校方安排去参加接待。那时的中医学院破旧不堪，百废待兴。日本人访问后对中国学生说："再过些年，你们要学中医就到我们日本去吧。"纪药师听了感觉很憋屈，心想一定要把中医中药弄清楚，不能真的被他们言中了。直到现在这句话他还是记得很清楚，时刻提醒自己中医作为国粹一定是中国的。

问起以往的经历，纪药师说："大学毕业后我被分配到黄石制药厂，从普通工人做起，先后在中药炮制、提取和口服液、冲剂、药丸制作等车间待过，我的成绩都是最好的。后来，厂里就派去做药物研究，跟一些民间高手学习，研制新产品。那时候我们拜访了城市乡村的很多民间中医，我也拜他们为师，跟他们上山采药，有时候还要在山里住一段时间。收集了近万个有效的中医秘方，我们研制出一个中药产品叫'产宝'，就是帮助妇女产后恢复身材等，还有一款'解酒灵'，都是效果很好的。通过这段历练，我对中医中药的了解大大进了一步。"

"的确很难得。那你后来怎么开始自己做企业的呢？"我问。

"1992 年开始我决定自己做，经营自己的药店和中医诊所。刚开始还是蛮辛苦的，那时候是和我夫人一起一点点经营起来的。奋斗了十几年，现在有一家中药连锁公司，两家中医门诊部，还有个小加工厂。我这个人就是天生与中药有缘，所以药店就取名叫天缘了。"纪药师说。

前几年，我国刮起了"取消中药风"，甚至连专家教授也出面说话造舆论，这让纪药师非常痛心。日本人在他面前说的话又出现在耳边。"中药的功效是西药永远不能替代的，决不能让中药在我们这代人身上消失。我要尽我的绵薄之力挽救中医中药。"于是，他开始找各种资源，呼吁大家保护中医。

2006年，他在黄石展开了"中医药要不要保留"的大讨论，重新唤回了人们对中医药的认识。2007年春节后，他又找到新闻媒体，想为中医中药的发展做点什么，最后与黄石东楚传媒有限公司达成协议：重走李时珍采药之路，让人们亲身去体验中医中药的好处，去感受当年李时珍采药、著书的良苦用心，去重新品味中药给人们身体健康带来的裨益。此活动所需经费概由纪药师负责，同时也有一些单位和有志之士赞助和参与。

重走李时珍采药路，终上正轨感慨多

2007年9月8日，"重走李时珍采药之路"终于成行。在首站三角山采药过程中，纪药师对很多药材既能叫出名字，又能准确说出药效，让大家深表佩服。9月9日采药归来后，一石激起千层浪，这个活动已升格为黄石市委宣传部主办，黄石、黄冈两市旅游局也主动要求成为主办单位，将采药、采风相结合，既重走李时珍采药之路，也探寻风景区迷人之处，一举两得。后来三个月内接连走了四站：薄刀峰、桃花冲、三山湖和武当山，最多的时候参加人数达上百人。

我问："这个活动对你本人最大的影响是什么？"

纪药师说："对我个人的影响非常大，可以说是翻天覆地的变化。以前的知识都是书本上学来的，药性药方都是前人留下的。当自己亲手挖到药材时，那种激动真是无法言表，大自然真是神奇。我们通过采药发现中药的药性与其生长环境是密切相关的。比如乌头、附子是热性的，有毒，但是在四川一带妇女坐月子都要喝很多，我就很不理解。后来有一次带学生到江西太平山采药，发现了一个山谷里长了一大片乌头。那个地方常年云雾缭绕，非常潮湿，基本不见太阳。那天我早上起得很早，出去看看有什么药材，在云雾中走来了一个老道姑，五六十岁吧，但是整个人背驼得厉害，感觉她被这寒湿气侵袭着。我又看看满山的乌头，幡然醒悟，这大山里雾气弥漫，每天风、寒、湿入骨，逐渐就形成了道姑的佝偻身形，发展成严重的风湿、类风湿。乌头在这样的环境中长大，自然就有了抗风抗湿的作用。后来发现很多别的药材也是同样的道理。"

　　的确，通过录像看 2007 年的纪药师，比现在瘦些，人也有些腼腆，话语也不多，而现在他经常说话滔滔不绝，尤其讲到药材更是眉飞色舞。纪药师本身就是悟性很高的人，所以他看问题都很透彻，视角也和别人不一样。

离奇经历，志同道合诉传奇

"那你们采药过程中遇到些什么奇特的人吗？有什么传奇经历？"我问。

"因为这个活动，我首先认识的是张连生父子，后来一起去武当山和神农架多次采药，再后来张松保也就到我公司来工作了。后来通过老张又认识了刘蛇医，经过多年交往，刘蛇医也来到我们公司，我们四个基本就是采药'四大金刚'了，一起去过很多地方采药。我们也去专门拜访了很多民间老中医，他们用简单几味药就能治好很多西医看来是疑难杂症的病。我也跟不同的老中医学习，有时候住在他们家里几天，回来后不断尝试。很多老中医都为中医中药忧心忡忡，比如在武当山我们见到的通愚道长，医术很高，对药材很精通，一般他都是只见部级以上干部的，当听说我们是重走李时珍采药之路时，他竟跟我们谈了4个多小时，并一再表示支持我们走下去。我们采蝉花，也是前两年去江西拜访一个老中医时他告诉我们的。"

"那采药时有什么危险？这个活动坚持下来最大的困难是什么？"我还是有很多疑问。

"采药的危险主要是爬山时路不熟。我们经常走的是没人走过的路，需要自己开道，摔跤是常事。我第一次从悬崖上摔下去是1985年刚毕业不久，去宜昌一座山上采药，一脚踩空就掉下了悬崖，当时感觉身体很沉，一直下落，不过悬崖边上有很多小树，我就不停地抓，最后抓住了一棵，算是救了我一命。当时以为只是平常摔了一跤而已，当下来后再看那么深的悬崖还真是后怕，冷汗出了不只一身。"听到这里，我心里也不寒而栗，这简直是冒着生命危险走在采药的路上啊！后来在143期采药时，我们亲眼看见了纪药师为了给大家探路在毛铺峡谷滑下去的情景，当时所有人都吓呆了，幸亏纪药师替大家背了很多矿泉水，这个大背包变成了保护垫，腰背才没有被石头伤到，不过小腿上和手上划了很深的口子，血流不止。纪药师说苔藓可以止血，我们赶紧到石头上去找苔藓，中药真是神奇，带着泥巴的苔藓敷到伤口上以后，用布扎起来，血立刻就止住了，而且后来伤口也不感染。那次采药之后相信每个人都深刻地记住了苔藓有止血的功效。

"不过，这些危险都不算什么。"纪药师接着说："最遗憾的一次采药是把相机搞丢了，所有的药材图片都没了。那是在云南大理的苍山，当时发现了很多不同的药材，比如有一种介于水龙骨和骨碎补的植物，而且那里是云南白药的创始人曲焕章经常采药的地方，我也感觉像重走他走过的路一样。可是上厕所时不小心相机掉到粪坑里了。当时我脱了衣服就伸手去捞，可是那个天然的粪坑，下面很深，用尽各种办法也没找到。当时胳膊上全是粪便，人也沮丧极了，这比摔一跤还让我痛心。"

"那还真是很遗憾的，不过也许你应该走李时珍采药路，你去走曲焕章采药路，李时珍不就生气了吗？所以把资料都给你抹了。"我一边记录这些精彩的故事一边安慰纪药师。纪药师也哈哈大笑说："这样考虑也对。李时珍当年去武当山采药不是也被别人打了一顿嘛。"

万众一心，尽心竭力践使命

与纪药师谈话永远不失幽默，越谈越轻松，越谈话越多。

"你的员工和家人怎么看这样的活动？"我继续问。

"员工还是很积极地参与采药活动，不论是办公室人员还是坐诊医生，只要有时间都会跟着上山。很多员工也跟着我走了8年，直到现在还在继续。"纪药师自豪地说。

是的，我看到录像里面的熊总监那时还是身轻如燕的女孩，保哥还能轻灵地做前空翻，巩经理还是刚毕业的大学生，而现在他们已经在自己的岗位上担任要职，成了纪药师的左膀右臂。

纪药师接着说："但是当时活动发起时，家里人都是反对的，觉得这种事情是出力不讨好的。过了几期之后外面的赞助也少了，所有费用基本是我们自己承担，但我还是觉得这活动值得走下去。李时珍编写《本草纲目》最大的贡献就是，它是按照植物学来分类的药典，以前的药典都是按照药来分的，所以非常混乱，又加上很多药材有不同的名称，医生也很容易混淆。我们自己在采药时也会经常发现一些新的药材新的用法。人这辈子总要做点事情，趁现在还有精力，把李时珍当年采药的那种精神也传递给大家，鼓励大家都尊重自然，至少关键时刻为中医说句好话。现在家里人都很支持了。我的小女儿有空也会去采药，她现在也是全国武术冠军。"

听纪药师讲了这么多，不禁想起关于李时珍的经历，到底是一种什么精神支撑着李时珍，在没有任何实际利益驱使的前提下，食不果腹、衣不遮体，孤独地向自然界寻求拯救生命的答案，甚至不惜用自己的生命做实验。当成为一代名医后，又拒绝皇家赐给的荣华富贵，回到民间为百姓服务。当今看病难看病贵已成为有目共睹的事实，医患矛盾时有出现，重走李时珍的采药路也许能唤起我们对职责的重新衡量和思考。

我说："如果李时珍还活着，他一定会很高兴的。"纪药师说："其实李时珍并没有死，他的名字和事迹被所有人知道，他其实是活在人们心中的。我回家祭祖时最深刻的体会是，知道自己父亲祖父的名字和事迹，可是对于曾祖父以前祖先基本不了解了，甚至连名字也不知道。从这个角度说，人就真的死了，什么也没留下。反过来说，如果我们的采药活动能对现代人有些启发，能改变一些人对中医中药的误解，说不定在我百年之后，人们还会记得当年有个纪药师带着大家爬山认药，这就足够了。我也没什么别的爱好，就是对中医中药痴迷，这辈子就做这一件事了。"

听了这番话，我似乎才真正懂了，有些人生来就是有使命的。纪药师的使命就是要传承和发扬中医药。纪药师是个很朴素的人，除了坐诊和外出讲座穿得正式些，其他时候穿着都非常随意，对员工也非常包容。用他的话说："世界上没有垃圾，什么都是有用处的；人也没有垃圾人，我们要看到每个人的长处。"纪药师也多次跟我强调过，他"重走李时珍采药之路"的活动让很多民间采药人觉得采药原来是件高尚的事。

脚踏实地，荣华富贵终浮云

我说："你的公司也不小了，为什么不走出黄石，走进武汉、北京、上海这样的大城市呢?"

纪药师说："的确，这个公司还要养活200多个员工，几年前在武大读MBA时，也考虑走出去和大城市的人合作，可是后来发现他们做事太急功近利。我觉得中医还是要扎根在民间，后来都放弃了。现在企业发展就总是遇到人才的瓶颈，大学生一毕业都是往北上广跑，谁会愿意跑到黄石来? 我现在的员工缺少一些先进的培训和历练，就像打仗时，我大喊一声：冲啊! 结果我冲出去了，一回头发现后面没人，因为其他人跑太慢了，没跟上。你说这仗怎么打? 现在你来了，也算是我们引进的人才吧。呵呵。"

听了这个，我也哈哈大笑，我说："我最多是条鲶鱼吧，在外企习惯了，一进民营企业发现什么都不对，可是企业还能运转这么多年，一定有它的道理。这也许是现在流行的中医和西医的区别：西医让人明明白白地死，中医让人糊里糊涂地活。"

神奇大自然，痛心魂断现代化

"经常出去采药，你们不会把自然界破坏吗？时间久了，野生药材也枯竭了吧？"跟纪药师熟悉了，我问问题也越来越直接。

纪药师也毫不避讳，说："这个问题问得好。以前我们采药的时候也认为我们破坏了大自然，还有种负罪感，其实我们发现对自然最大的破坏还是现代化的建设，比如修建高速公路，打通隧道修建铁路。一条高速公路，可能就改变了那边的生态平衡，很多植物都不长了。原来山上药材还是很多的，打通一条隧道，山体的水系结构就变了，很多药材失去了生存环境也就开始灭绝了，真是非常痛心的事情。我们采药人都懂得只采成熟的药材，幼小的都是不采的，有时候采了根，就把种子再埋回去。多年之后就会再长成一棵好药材。"确实是这样的，每次我们采药都是留下很多幼小的，上次在南峰采完黄精后就把种子都埋回去了。

"野生药材和种植药材有何区别？药效真的好很多吗？"我问。

纪药师说："野生药材是吸收天地之灵气，日月之精华，肯定好，但是原来我们也不知道它有多好，后来在实际用药时慢慢发现野生药材真的好，而且一般来说越鲜的越好。比如我们常用的丹参，有很多次我发现几个心血管病人吃了药不太管用，我想方子没问题啊？怎么可能没效？后来我就把丹参换成我们自己采的红皮黑心的野生丹参，结果都有效了，可以说是立竿见影。还有一次我们进药材时发现防风有手腕那么粗，我当时就决定不用，这个一定没效果。上次我们在毛铺峡谷采药，你也见到了，防风是长在风口的，它才起到防风的作用。野生的最大才有小手指那么粗，但是效果非常好。这个种植的一定没有那么好的效果。"

"哦，那看来有时候医生治不好病也不能怪医生，是药材不行啊。"

"是的。而且现在的中医走进了一个误区，都在用西医的思路分析成分而忘记了中医的本性，而且崇洋媚外。中医药大学培养出来的学生大部分是以西医的思路来学中医，这个本身就是错的，学到最后可能连他自己也没信心了。古人的生活本来就很简单，医生也就只有两件事：一是把人（病）研究清楚，二是把药研究清楚，那就药到病除，效如桴鼓了。古人练功打坐就是体会气的运行，体会药吃下去以后在体内的作用，所以你们要把太极拳好好练练，现在你吃了穿破石以后有明显的体会，这很好，其实你就是现代的'神农'了。"

"现代神农，这可是很神圣的称呼。"我惊呼道。不过说到穿破石我还是很得意的，我第一次喝了之后，的确感受到它在体内的运行，一股暖流顺着肝经下行，到膝盖处还跳几下，接着三阴交处也胀痛，然后就从涌泉排出了。后来费医生也表示喝了之后打坐感觉很明显。在我的带动下，很多朋友通过微店购买，也给我反馈说很好。

周重建纯真质朴，淤泥不染只唯心

　　纪药师接着说："所以我们还是要坚持走下去，让更多的人了解中医的真谛。让我们感到很欣慰的是，在这个过程中也遇到了很多一直在坚持中医的人，比如你上次见到的周重建。他是学药的，对中药到了痴迷的程度，就是想把每味药研究清楚，近 20 年的时间里他拍了无数照片，用坏了 5 个单反相机，参与编辑过几十本中药书籍。他一口气可以爬到 5500 米的雪山去拍红景天、雪莲，可以到贵州、四川山区里住几个月。现在中科院、医药协会和各大院校想要什么药材照片就找他，全国各地的人都认识他。我佩服的人不多，但真心佩服这个年轻人。看到他，觉得中医还是有希望的。"

　　纪药师说的这个人我 7 月份见过一面。记得那是一个周六下午，纪药师把我叫到办公室，让我看各种石斛。沙发上坐着一个年轻人，皮肤黝黑，笑起来很真诚，眼神很清澈，一看就是不受世俗影响很多的人。他穿着一身迷彩服，鞋子上都是泥巴，手里紧紧端着相机，感觉像是野外作业刚回来。纪药师介绍说："这位是周重建，刚从广西中越边境山区回来，带了很多种野生石斛做标本。"第二天，我们一起去爬山采蝉花，只见他对着一个蝉花上拍下拍，左拍右拍，反过来拍，正过来拍。就连吃饭时也到路边对着那些草药蹲着拍，趴着拍，躺着拍。我当时很不理解，还开玩笑地对纪药师说："恐怕世界上最嫉妒的就是他妻子了。他的眼里似乎只有草药，什么时候这样给妻子拍过照片吗？"不过现在我对他充满了敬佩，敬佩这个和我年纪差不多的中药痴迷者一直在执着地为中医坚持着。

其实纪药师也是一个坚持者，重走李时珍采药之路，已经坚持了10年多，走过了19个省，现在途径172站，参与采药的人多达1万多人次。正如纪药师说的，上山采药不仅仅是采药，更是感悟中医中药。重走李时珍采药之路，正在进行中……

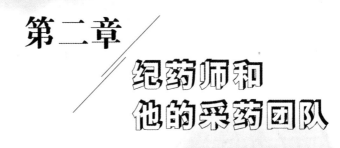

第二章

纪药师和他的采药团队

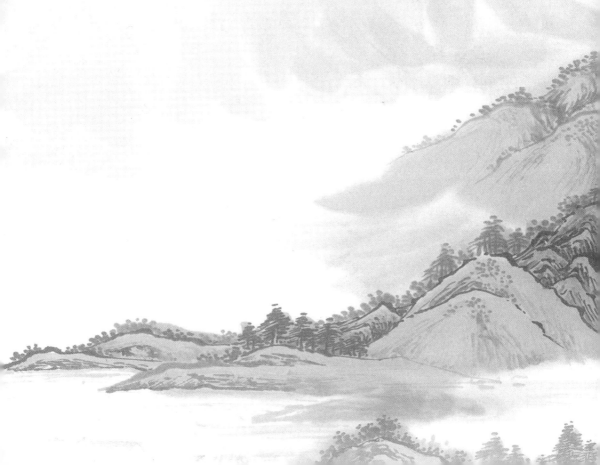

纪药师每周坐诊两天，通常周六日他们都上山采药。我发现他和刘叔、张叔，还有保哥之间有高度的默契，简直就是采药"四大金刚"。刘叔和张叔虽然年长，却很尊重纪药师，都称呼他"纪总"，保哥更是拜纪药师为师，虚心学习。纪药师也很关心尊重他们，彼此之间无话不谈，经常笑声不断。我很好奇他们是怎么走到一起的？又是怎么磨合出来的默契？带着这些疑问，我还花了些时间采访他们。

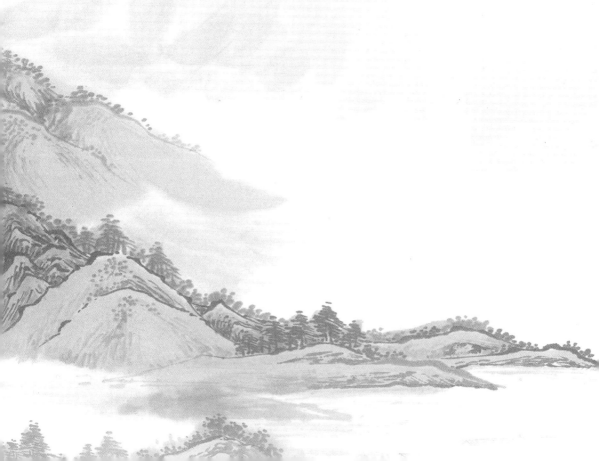

传奇蛇医——刘元发

一、坎坷经历走上从医路

初识刘蛇医是第一次来黄石采药的时候，我被编到他的小组里。两天的采药活动和刘叔聊了很多，他很有亲和力，就像是自家叔叔。他之所以走上蛇医的道路，是从自己生病治病开始的。1968年，他还是山村里的小青年，为了走出大山，去追寻美好的前程，他想去当兵。可是天意弄人，他去验兵时查出来有慢性肝炎，肝脏比正常人的大3厘米，肝病专家断言："这种病，虽然暂时无性命之忧，但十年八年都是难以治愈的，在家里要分开吃饭，以免传染给别人。"此后他征兵、招工均因肝病而无望。

刘叔说："我不指望他人，我的身体就得听我的，由我做主。于是，我走上了寻医问药之路。只要听说什么草药能治肝炎，我就去寻来尝试。我用过很多方子，短短一年时间，就治好了我的肝病，也踏上了我应征入伍的历程，圆了我的梦。中医药的神奇，令我无论是在部队、工厂，还是外出打工，只要一有空，我就上山下地辨认草药。"

"那你后来怎么成了蛇医？你不怕蛇吗？"我问。

"我以前也怕蛇，但是对于治毒蛇咬伤，是有一段亲身经历给我留下深刻的印象。那是在1989年6月21日，我遇见一位小伙子被毒蛇咬伤，死在医院里，家人撕心裂肺的哭声不断萦绕在我心间，我就下决心要学习如何治疗毒蛇咬伤。于是在同年12月8号，我向厂里请了假，一个人来到广西鹿寨，拜访了一位蛇医，学习了三个月。那时我的小儿子（第六个孩子）才出生一个多月。学习回来后便开始医治毒蛇咬伤的患者。我发现患者前三天异常痛苦，为了能够减轻他们的疼痛，我就让毒蛇咬伤我自己，再用药自治，如此七次的反复试验，终于摸索到了哪些药病人用了后痛苦会少一些。每当我治好了一位患者，都能感受到精神上无法比拟的喜悦。"刘叔满脸慈祥，嘴角永远挂着微笑，说话的时候字正腔圆，真的不像一个乡村医生，倒像是个老干部。

"那你家里人肯定也很支持吧？"可能是做 HR 的职业病，我经常会问到这个问题。不过刘叔的回答让我大吃一惊，他说："我对中草药的一腔热血，却难以得到妻子的理解，我们时常争吵。"不过他描述了一次真实的经历。有一次，他下班回到家里，看到妻子靠坐在床上，上身与手臂动弹不得，上腹呼吸困难，气闭难受。他看了一下，就知道了病因，于是拿着手电摸黑到处寻药。之后将药煎好，喂她喝下，两个小时后，症状得以缓解，第二天早上便痊愈了。此后，虽然还未得到妻子的支持，但也不会反对了。说到这里，刘叔脸上有些无奈，"不过现在我经常上山采药，尽情地吸收大自然的灵光。每当我发现一种小草、一株灌木，就非常开心，因为我又从对中药的有限认知中向前迈进了一步。回忆着向往草药的历程，不仅健康了自己，而且救助了那些经历病痛并愿意相信我，让我医治的人。"此时的刘叔眼睛里闪着亮光，可以看出他真的是陶醉在中医中药里了。

二、随心所欲治疗毒蛇咬伤，七次让毒蛇咬伤自己

刘叔是通过张叔介绍认识纪药师的，那时张叔在工地上开吊车，刘叔刚好在他们工地上烧锅炉，因为对中草药的爱好，让他们很快走到一起，经常结伴去采药，探索大自然。

纪药师给我们介绍说："当时也不相信刘蛇医的医术，怕他是蒙人的，就说下次再有人被蛇咬了，就打电话让我来看。有一天，我突然接到老刘

电话，说有个小孩在地里挖红薯时脚被毒蛇咬了，我先不治，你赶紧来看。我一听，赶紧叫了记者，带了录像机跑去，发现他们果然在那等着。那小孩是被银环蛇咬的，是神经毒，就是只麻醉神经，刚开始是不痛的，过一会儿开始感觉神情恍惚，毒性已经顺着腿上到腰部了，发黑。他先对小孩的伤口做了常规处理，然后用一些草药煮一大锅水来洗，那个黑色就很快往下退了。随后他又到园子里把他种的魔芋、紫花地丁、白花蛇舌草、鬼针草、商陆、泽漆等，剁一剁给病人敷上，又煮了些汤药让他喝了，很快这个人就不那么难受了。本来这小孩可能是要截肢的，结果很快就痊愈了。看得我们目瞪口呆的。后来也见他治过不同的毒蛇咬伤的人，比如血液毒（蝮蛇咬伤）、混合毒（眼镜蛇咬伤），记者也都去看过的。"我听得也目瞪口呆的，以前只听说过被毒蛇咬伤为了一支血清争分夺秒的，还没听说先等到记者来了再给治的，真是艺高人大胆啊！

不过纪药师说了一个让我更目瞪口呆的事情：刘蛇医为了感受一下他的药草敷在患者身上的感觉，他竟先后让毒蛇咬伤他七次，然后敷上草药，感觉一下哪种药用了是辣的，哪种药用了更舒服些。这简直不是一般人的思维方式啊！难道他不担心万一那蛇随心所欲地多咬几口呢？以身试药，我以为只有神农才会这么做呢！我对这位老人由衷地佩服！

三、买四套《中药大辞典》钻研中草药

纪药师说："不过最让我佩服的还是老刘学东西的认真和执着精神。他是个农民，治疗毒蛇咬伤得心应手，但是因为没有执业医师资格证书也不能开诊所，来治病的人也都比较穷，付不起钱，通常诊费就是一篮子鸡蛋或者一只鸡。但是老刘为了研究药材的科属种，竟买了四套《中药大辞典》，把其中一套里的图片剪下来，按照科属种分类，贴在纸上再复印出来，标上索引。一套放在办公室，一套放在家里，时常翻阅。"我听了简直不敢相信，后来我跟刘叔去他家，亲眼看见了他的"杰作"，真是佩服得五体投地。我们以为自己是文化人，却被这个地道的民间医生的学习精

神比得黯淡无光。还有一套《中药大辞典》，已经被刘叔翻烂了，基本"退休"了。

后来被毒蛇咬伤的人越来越少，他的"生意"似乎也没那么好了，加上纪药师求贤若渴，"三顾茅庐"，终于把刘叔请到纪药师公司来成为采药主力之一。现在他不仅采药和治疗毒蛇咬伤，还能治疗各种皮肤病等。

精通草药的民间艺术家——张连生

一、自幼跟随曾祖父采药

张连生师傅，大冶人，12 岁开始跟随曾祖父学习采药，但是其父亲和祖父却没有学习采药。退休前他是湖北水泥机械厂的工人，采药只是业余爱好。

问起他为什么学采药，他说："我小时候没事做，太爷爷就带我上山挖药。他七八十岁的样子吧，有那么长的胡子，是个很有趣的老头。"说着他用手比划了一下，足有大半米长的样子。"我采了药要拿到鄂州去卖，也能勉强糊口了。后来我也拜过很多采药师父，也有和尚道士。以前师父带着我和师兄上山采药，就吃住在庙里，几天才下山。结婚以后我采药，我老婆去卖药。后来我到湖北水泥机械厂工作了，只要有空我还是去采药。有些药材卖掉，也有的给人治病。很多年以前有个咽喉癌的病人，来找我看病弄点药吃，我用'以毒攻毒'的思路，给他用黄独一两，马钱子两个，还有些其他药一起泡酒喝。他喝了几天就好多了，还可以干活了。过了一段时间没见他，后来他再来找我时我正好出差了，需要调方子，他没有药，很快就去世了。"

"哦，那真是可惜啊。那你们怎么认识纪药师的？"我问道。

"2007 年夏天，我儿子松保跟我说电视上看到个广告，说有人组织去采药，我们就报名了。当时觉得纪药师人很好，他认识很多药，也愿意教大家认药，以后我们就一起去了三角山、桃花冲、武当山、神农架等，直到现在。很多地方都是我带路去的，很多悬崖峭壁上的药他们不敢去采，我去采过来给他们。"

二、吹拉弹唱，石雕泥塑，样样精通

对于张叔，最让我印象深刻的还不光是他的药材知识，还有他另外的"十八般武艺"。去他家时，他拿出二胡、琵琶、笛子、三弦，吹拉弹奏了几曲，说："这笛子是我自己做的，我还自己做了五把石头二胡，有黄石玉的、菊花石的，每个拉出来声音都不一样。我上山采药时也经常到处找石头，回来后根据石头特点雕刻成不同的东西。"说着，他又拿出很多印章和小把件，有的雕了十二生肖，有的雕了花鸟虫鱼，还有老寿星，很巧妙，很好看。

我惊叹道："这些图案都是你自己想出来的?"

"是的，看到石头，心里就大概想出能雕什么了。你属什么，我给你现在刻一个印章。"张叔指着一排雕刻好十二生肖的方形印章石头说。

"太好了。那我就挑一个了。"虽然我的印章有好几个，但这个还是很有纪念意义的。

过了十分钟左右，张叔就把印章做好了，看看他的工具，真的都是最简单的那种。高手在民间啊。后来张叔又送给我两个葫芦，上面有自己手绘的祥云飞龙等图案，一下子收到这么多礼物，弄得我有点不好意思了。

采药后起之秀——张松保

保哥是张叔的小儿子，四十岁左右，是我们的大师兄。他说话的时候总是笑眯眯的，脾气超级好。采药时他也是超级大总管。需要开道时，他在前面披荆斩棘，需要铺路时，他先把绳子搭好。他四五岁时开始跟父亲上山采药。而他学采药的经历，听上去比较被动些。

保哥说："我小时候是被爸爸逼上山的，他教我这是什么药材那是什么药材，我记不住，他就又是打又是骂的。小孩子怕挨揍，后来也只好努力记住这些药材药性了。读书以后就只有暑假跟着去采药。记得有次采桂枝，我爬上去采，结果感觉晕了，后来才知道是中暑了。"我俩都不约而同地哈哈笑起来。

"那你什么时候到纪药师公司工作的？"我接着问道。

"2007年我们和纪总一起多次采药后，2008年就到纪药师公司来了。本来我是自己做点生意的，没有打算走采药这条路。后来发现纪药师认识的官方药材很多，而且他人很大气，很喜欢分享。我们祖上传下来的大部分是用于偏方的草药，而且是口口相传，有些在书上还找不到。比如上次你看到的八棱麻，民间就有'打得满街爬，去找八棱麻'的说法，它可以接骨。对于官方药材我们就不是很了解了。到纪药师公司后，我先在药柜做了几年，发现那么多种药，有各种奇特的功效真是好啊，感觉眼前一亮，后来自己买了书系统地学习中药及其炮制方法。三年后我考了执业药师资格证书，现在也开始给人看病了。所以很感谢纪总给了我这个机会。"保哥说的时候很真诚，也很感恩。

其实保哥还非常擅长配药酒和熬制各种膏子。记得我刚来的时候他看我比较虚，给了我一瓶膏子让我喝，那段时间果然感觉身上很有力气。

关于泡药酒，他给我讲了个故事："一天，有个做生意的老板来找我，说肾虚腰痛，要熬一些膏子，价钱不限，效果好就可以。我当时就用了海龙、海马、冬虫夏草、仙茅等熬了五瓶膏子。他喝了感觉很有效，他也很豪爽，就请他的朋友们喝，结果十天就把五瓶膏子喝完了。喝过的人都说很好。他后来为了谢我，还请我吃饭，我们也成了朋友。"保哥很自豪地说。在医患关系这么紧张的时代，在黄石，医生和病人还能成为好朋友，确实是难得啊。

其实保哥并不喜欢喝酒，他更爱喝茶。每次上山除了背着他心爱的笛子，还会背一套小茶炉，煮一壶山泉水，泡一杯刚采的金樱子茶或乌饭籽茶，泉水甘甜，茶香四溢，那真是茶不醉人人自醉啊！我们刚爬完山，喝着既补肾气又补心情的香茶，感觉这是世界上最甜美最解渴的饮品！保哥再悠悠地吹一曲《云水禅心》，那一刻，所有采药的疲倦都随着笛声飞走了，我们的心也飞走了，飞进了大自然里……

保哥还是个情商非常高的人，上山采药时他总能给我们声情并茂地讲一些草药的故事或者传说，很快我们就记住了这些药材，所以我喜欢叫他"故事大王"。

对这些可爱的人们有了全面的了解之后，我陷入了深深的沉思，之前的疑问终于找到了答案：是对中医中药的热爱让这些淳朴的人走到了一起，他们无论遇到什么危险都不离不弃，相互伸出援手，无论遇到什么新奇的草药都第一时间相互分享，这就是战友，是知己，是帮手，是团队！

现在在纪药师的队伍里又多了我这个"小尾巴"，变成了 4＋1 模式，虽然我永远都是在后面紧赶慢赶的样子。下山时他们也经常会指着一些草药考我："莹莹，这是什么？那是什么？"每当我答得出来，他们就大加赞许，纪药师说我是靠悟性学习，不是死记硬背的，而保哥每次都会跷起大拇指，冲我诡秘地一笑，然后说他的口头禅："哎呀，这你也知道，你好厉害啊！"不知道他是为了给我信心还是故意的，不管怎样，我心里还是美美的。

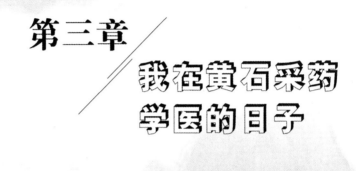

第三章

我在黄石采药学医的日子

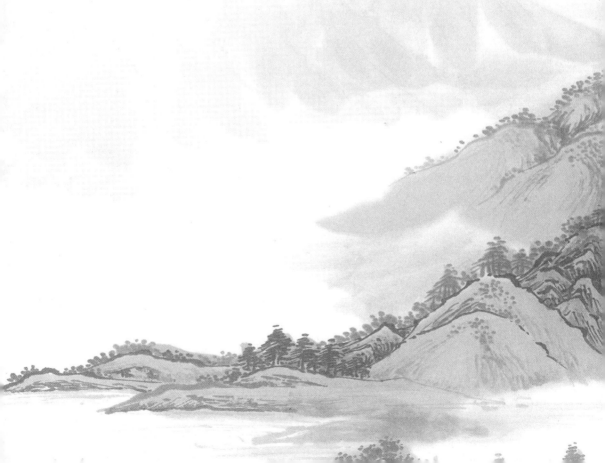

在黄石还不到半年，我的身心就发生了极大的转变，身体明显好多了，困扰了我多年的腰疼也不治而愈。周围的人也说我气色比以前好多了，皮肤发亮有光泽。在黄石，我除了经常上山采药、跟诊、练拳，周末也会忙里偷闲去东方山或慈光精舍禅修或者做义工，内心越来越平静、快乐。六祖惠能大师说过"何其自性，本自具足。"我们每个人都是智慧具足，可是有些却被蒙蔽了。当身心静下来时，智慧又慢慢显出来。我非常珍惜在黄石的每一分钟，也把这些都记录了下来。

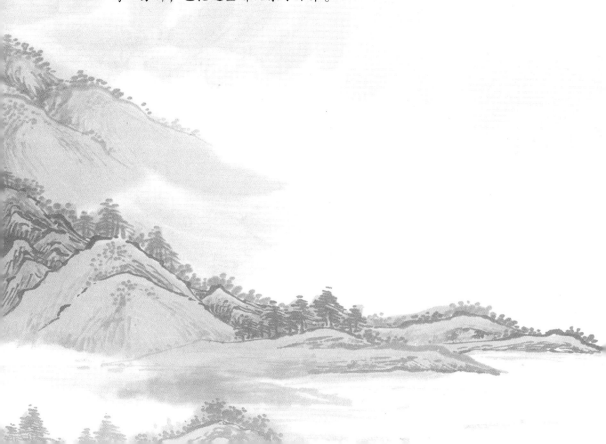

第 136 期大泉沟采药

在都市里工作生活了快二十年的我，已经被雾霾、食品安全、堵车、压力折磨得身心俱疲。那时候公司准备转型，从老板到员工都是"不作不死"的节奏，早上八点已经在开会了，中午买个三明治边吃边继续开会，晚上七八点回到家，九点以后微信里接着讨论工作。我感觉每天精神压力都很大，无法摆脱。一天下班后看到微信圈里"重走李时珍采药之路"的活动，就马上报了名。

一、初到黄石，大王蛇也来欢迎我们

我们坐 6 月 5 日晚上 9 点多的卧铺列车，睡了一觉，早上 6 点多到达黄石火车站，下车时发现一起来采药的竟有三十几人，都是对中医药感兴趣的。在出站口有人举着一个大大的牌子，上面写着："重走李时珍采药路"第 136 期。后来才知道他们都是纪药师公司的员工，我印象最深的是"导游"李婷婷，她 20 多岁，高高的个子，声音特别好听，一直忙前忙后的，感觉很能干（后来我们成了室友）。我也认识了来自中兴公司的王雄和张亚红（后来我们成了好朋友）。随后我们驱车赶到黄石市区，一路上风景很好，有山有湖。纪药师亲自带着我们参观国医馆，还把他心爱的大王蛇请出来欢迎我们。大王蛇见到这么多人，刚开始很害羞也很害怕，一直往桌子里钻，后来纪药师让它平复下来，我也走过去摸摸它，纪药师说把它挂脖子上吧。平素非常怕蛇的我那一刻似乎内心很平静，心里对它

说：你别怕，我不会伤害你的。于是在纪药师的帮助下把它挂在脖子上，同时看看蛇的眼神，似乎也透出一股平静温柔的光芒。看来万物皆有灵性，心性是可以沟通的！

二、黄石历史悠久，山美水美人更美

随后我们驱车去大泉沟采药，车上纪药师给我们介绍了黄石的历史和地理知识。

黄石是湖北省第二大城市，这里有金银铜铁锡等各种矿藏，县级市大冶市有三千多年的青铜史，是历代兵家的必争之地。黄石有个比西湖还美的湖叫磁湖，据说也是因为湖下面有各种矿藏而得名，磁湖面积6.4平方千米，边上是月亮山，所以黄石是依山傍水的，一年四季风景如画，没有雾霾。苏轼和弟弟苏辙也曾在这里住过一段时间，留下很多诗篇佳话。

接着纪药师又介绍了他强大的采药团队，有刘蛇医、张连生父子等。据说张家一家都是音乐之家，本地有什么演出，他们都是全家上阵的，吹拉弹唱，样样精通。在车上他们就演奏起来了，《牧羊曲》《知音》《女儿情》，一首首动人的曲子把大家的心情从钢筋混凝土的城市带到了青山绿水的大自然里，内心感到无限恬静。

黄石在古代属于楚国，纪药师风趣地说："如果你们想知道屈原是怎么说话的，听听老刘和老张讲话就可以了。"后来我仔细听过，发现一句也没听懂，看来现在那些穿越剧都不靠谱儿，真穿越回古代，语言本身就是个障碍。

纪药师说他认识3000多种药材，以前也经常有人来跟他们"PK"认药，后来都失败了。他说我们可以不认识草药，但要通过它的特点知道它的药性，比如合欢花，夜闭日开，可以调阴阳、治疗失眠等，花生的叶子也是这样的，应该也有类似的药性。学东西真的是一通百通啊！

我很兴奋地对纪药师说："我也很喜欢到户外旅行，去过一些地方发现很多奇怪的植物。以前就常想，如果有懂药的人能给我们带路该多好。

那时觉得这样的人不可能有，现在看来这样的人真的有！祈祷了十年的愿望，现在果然实现了！"

纪药师也哈哈大笑说："那你以后多来采药，我们随时带你出去爬山，而且春夏秋冬不同的季节采摘不同的药材，风景也好，春天看花，夏天看叶，秋天就有很多好吃的，猕猴桃啊、山茱萸啊，可以吃个够再下山。7月份就可以来采灵芝和蝉花了。"说者无意，听者有心。纪药师越描述，我就越被吸引，眼前仿佛出现了左手摘猕猴桃，右手摘山茱萸的情景，虽然觉得自己这个上班族，身不由己，不过还是决定7月份来采灵芝。说到灵芝，脑子里又马上想到《白蛇传》白素贞盗取灵芝仙草救活许仙那一幕，心里便无限向往。

三、治脚气药博落回与治脾胃虚弱药鸡屎藤

那天我们采了很多药，我差不多能记住和辨认二三十味药材，仙鹤草、垂盆草、何首乌、乌韭、金线吊乌龟、博落回等。印象最深的是博落回，纪药师叫它"手癣脚癣一次净"。它属于罂粟科，有毒，夏天农民会砍很多丢到茅厕里，防止生蛆。后来偶然一次有人接触过博落回后发现手上的癣都没了，才知道它可以治疗脚气等。现在纪药师公司自制的治脚气的泡脚粉主要成分就是这个博落回。还有就是刘叔最喜欢用的鸡屎藤，它是治疗小儿积食的良药，他听说我胃不好，建议说可以带些回去泡茶喝。纪药师公司的小儿疳积膏的主要成分也是鸡屎藤。后来我买了一些喝了，果然胃口好多了。纪药师说："是物皆是药，是药皆治病。"看我学得很认真，当时纪药师还夸我学中药很有天赋有悟性。

四、止血良药仙鹤草，优美传说诗篇留

其实我第一次采到的整棵药草是仙鹤草，纪药师说它是蔷薇科，具有止血的功效。

我其实觉得这名字蛮好听的，只是不知道为什么叫"仙鹤草"。纪药

师后来讲了一个传说，很久以前，长江中有片小洲叫鹦鹉洲，洲的不远处有一座楼，楼内住着个懂医道的老人，一边义务行医，一边养性修行，深受四乡敬重。有年晚秋的一天，不知从何方飞来一只受伤的黄鹤，流着血落在楼前。老人看了看便钻进楼后的山林里，过了一会儿，他采来了一把羽毛样叶子的野草，涂抹在黄鹤的伤口上，没多久就止住了血。之后，老人精心喂养黄鹤，黄鹤也很快就康复了。一天老人向众乡亲辞行后，乘着鹤飞往天上去了。乡亲们猜测，老人已经成仙，而黄鹤正是仙界派来迎接老人的。人们就把老人住过的楼称"黄鹤楼"，把老人给黄鹤疗伤的野草叫"仙鹤草"。

很多年后，唐代崔颢游历黄鹤楼，听到这个传说，诗兴大发，留下了千古诗篇《黄鹤楼》："昔人已乘黄鹤去，此地空余黄鹤楼。黄鹤一去不复返，白云千载空悠悠。晴川历历汉阳树，芳草萋萋鹦鹉洲。日暮乡关何处是？烟波江上使人愁。"此后我对仙鹤草情有独钟，每次上山都能认出来。

五、参观李时珍纪念馆，野生药膳回味无穷

第二天我们到李时珍的老家蕲春参观李时珍纪念馆，对这位明代伟大的医药学家有了更多更深的认识。当我知道《本草纲目》是在李时珍去世后三年才成书出版时，心里一阵感慨，古人做事，不计成本，不计回报，不计名利，就是为了踏实做点事情，才能真正有所成就，为人类做出贡献。李时珍是纪药师非常崇拜的一位医家，每每讲解各种药材药效，都会提到《本草纲目》。

下午回到国医馆听纪药师讲课，讲升降浮沉，讲阴阳，讲采药带给他的冲击和感悟，句句直击我的内心。正如看到莫言说的那句："'我'字丢了一撇，变成了'找'，不同的人找不同的东西。"那我在找什么呢？是金钱、名利，还是健康和快乐？

晚上吃了一顿美美的野生药膳，有黄精炖排骨、南藤烧鱼、地衣炒鸡蛋、辣椒炒藕带，还有乌饭叶煮的饭等。以前吃过各种宴会菜品，却从来

没吃过这么鲜美的野生药膳，尤其是黄精炖排骨，基本不需要加什么佐料汤就很鲜了。"久服黄精不老人。黄精在古代是道家修炼的人常吃的，这里产的叫鸡头黄精，具有养阴润肺、补脾益气的功效。"听纪药师这么一解释，大家都不吃排骨了，黄精很快就被一扫而光。纪药师还把他的药酒拿出来给大家喝，酒桌上大家谈笑风生。纪药师本人说话很幽默风趣，也不摆什么架子，所以两天下来和大家都很熟了。

晚上我们依依不舍地坐火车回上海，王雄、亚红，还有菜花小四，我们一直在谈论着这次与众不同的旅行。我说："也许城市人真的病了，所以需要'自然'的药来医治了。我还会再来采药的。"

张叔家的百药园

一、张叔家里打糍粑

"如果生活羁绊了你的身体，别让它也羁绊你的心。背上行囊，离开熟悉的地方，带着一份美好，一份执着，一份渴求，一份希望，来参与我们的采药之行，发挥你的无限潜能征服大自然，在重走地图上的一个点，留下自己的脚印，然后不一样地归来。"

看到这个广告，我又坐不住了，7 月 2 日又来到黄石。3 日纪药师带我们去张叔家里吃饭，说是要打糍粑。

二、百药园里，药材争奇斗艳

张叔的家坐落在柯尔山脚下，他和老伴在市区有几套楼房，可是一向喜欢自然的他们却不愿住，还是喜欢在山边利用自然高低的地势，建造几间小屋，自己垒灶台，简单质朴，却非常接地气。我不由得想起李渔在《闲情偶寄》的《居室部》里专门探讨造物设计美学思想与创作理论和方法，他就主张设计时物尽其用、顺应自然、崇尚俭朴、祛除奢靡，张叔家不就是最好的体现吗？李渔尤其强调了高下："房舍忌似平原，须有高下之势，如园圃。然地不如是，则因地制宜。高者造屋，卑者造楼；卑处叠石为山，高处浚水为池。总无一定之法，神而明之，存乎其人。"张叔这里的高处，是一个小露台，上面有个大凉棚，旁边有几棵柿子树、橘子树，现在都是绿树成荫，果满枝头。人们可以在这里喝茶、聊天、吹笛子、发呆。虽是炎炎夏日，这里却凉风习习。张叔说本来这几棵是野柿子树和野橘子树，他就嫁接了一下，现在都结出了味道甜美的果子。张叔还邀请我秋天再来摘柿子和橘子。

然而他最得意的还是他的百药园，里面种了几百种草药，很多是他们上山挖回来种的，这里也是纪药师的药材基地之一，经常会带学生和员工来参观，我也不例外。

穿过昏暗的堂屋，我们来到后院，眼前豁然开朗，一大片花花草草映入眼帘，就像鲁迅笔下的百草园一样。虽然没有高大的皂荚树，却有挺拔的芭蕉树和硕果累累的橘子树在欢迎我们。张叔随手摘了一片叶子，让我尝尝看。我放在嘴里嚼了一下，甜甜的，忙问："这是什么？这么好吃。"他说是甜叶菊的叶子。我忽然想起来，我们在国医馆里喝过这种茶。看来以后应该多种点，直接泡茶就可以了。张叔继续介绍着，藿香、叶下珠、白术、玄参、黄精、玉竹、明党参、草石蚕、细辛、天钉……这里一共有两分地左右，原来是他们家的菜地，后来到山上看到稀罕的草药就带回来种，也没有仔细规划，就是见空安豆，就像是野生的一样，到现在已经有几百种草药了。张叔指着前面一棵药说："这不是前几天我们上山采的七叶一枝花嘛！回来我就种上了。"我看了一下，果然，周围有三四棵七叶一枝花，旁边还有八角莲，也叫"江边一碗水"，都是湖北这一带的名贵药材。旁边是血三七，又叫"红孩儿"，还有一大片兰花、长蕊万寿竹、万年青，都是以前从山上采回来的。

转了一圈，大家有的拍照，有的用笔记录，我感觉脑子内存太小了，除了那片甜菊叶，其他似乎都没记住。张叔指着一棵藤说："这是雷公藤，不过有大毒，不要动它。"纪药师笑着说："这个通常是'春三夏五秋七'。如果你想不开了，夏季五片叶子就够（要命）了。"我们几个吓得赶紧离它远远的。

回到屋前，还有一大片草药，有望江南、锦鸡儿、曼陀罗、观音柳、鬼箭羽、何首乌。旁边一块假山石上还有岩白菜，都是名贵药材。我刚才被蚊子咬了好几口，张叔说："你摘几片薄荷叶子揉一下敷在蚊子叮咬处就不痒了。"我试了一下果然奏效。突然觉得有个药园子是多么美好啊，春天看花，夏天看叶，一年四季都有鲜药材用。张叔也说："你们春天一定来看看，很多药先开花再长叶，很漂亮的。"来张叔家的客人，参观药园子是必修课。

三、柿子树下，打糍粑热火朝天

糍粑是把糯米蒸好以后放到一个大的石臼里，需要两个"武功高强"的人捣出来才好吃。在北方长大的我，虽然在上海生活了近十年，也从来没有这么接地气地到南方的农村待过，打糍粑的过程还真是热闹。纪药师和保哥先上第一场，他们"嘿哟嘿哟"拉着号子很有节奏，我觉得好玩，也上去试试，和王姐一起。结果感觉那木杵被糯米粘得紧紧的，拿都拿不下来，还好我也算是练过的，只好运点内功了，勉强打了三四分钟，已经满头大汗了。据说在南方打糍粑都是过年时或者尊贵的客人来时才做。看来他们也把我当尊贵客人了。也许是第一次吃自己打的糍粑，那味道，真好。

四、巨型菝葜根似龙形，可治癌症、消渴症

9月2日我又到了黄石，又去张叔家参观了他的百药园，比上次多认了一些药。第一次看到南方的地瓜，竟是豆科植物，我们北方的地瓜其实是红薯。张叔还送给我一个非洲象牙果雕刻的小把件，他说这个果实28年才成熟一次，是从别人手里买来的，知道我练梅花桩，他刻上了梅花还有荷花送给了我，我很感动。

吃完午饭后我们去张叔家边上的柯尔山，挖了一棵巨型菝葜的根。纪药师说："菝葜又叫金刚藤，百合科，也是味好药，治疗风湿痹痛、癌症、消渴症等。"这个起码好几百岁了，是一个球连着一个球，怕弄断了，我

们像考古一样小心翼翼地挥汗如雨挖了好几小时，然后几个人用绳子把它抬回来，用更小的工具清理过后，"一条奔腾的龙"出现在我们眼前。后来它就被挂在办公室的楼梯边上了。

我们还用张叔自己发明的"摘柿器"摘柿子吃。看来真正的高手和发明家很多都是在民间的，因为他们都保留了最初的灵性。下午带着张叔给的花生米，我美滋滋地回家了。

斗方山挖蝉花

昨天的糍粑还意犹未尽，今天一早我们几个驱车去斗方山挖蝉花。同行的还有周重建，一个十多年一直进山研究草药的年轻人。有这么多爱好中医的人默默无闻地奉献，中医药事业肯定会大放光彩。

路上纪药师给我介绍了蝉花的生长过程："蝉花和冬虫夏草的生长原理是一样的，菌丝落到未出土的蝉身上寄生，蝉会继续往地面上拱，快到地面时也已经死了，然后长出来一小朵菌，用小刀轻轻一挖就会出来，一般长在竹林里面，都是在 7 月里采，过了季节就没了。蝉花实际上是古人用的冬虫夏草，汉朝有记载，可能后来被用枯竭了，近代人开始用冬虫夏草。现在冬虫夏草又快枯竭了，估计蝉花又会风靡一时了。蝉花因为横跨阴阳两界，所以可以治疗各种鬼病，比如癌症等，而且也是非常好的药膳食材。这次采药后我们就会有蝉花老鸭汤，味道非常鲜。""哇，太好了！"我在车上就忍不住要流口水了。我发现纪药师在介绍药材功效的时候都会加上药膳这么一段，不知是不是他"诱惑"我们的一个伎俩，哈哈……

很快到了目的地，只见大家都像游击队员一样"蹭蹭"就钻进了竹林里，我好不容易钻进去，他们已经找到蝉花了，张叔大声叫："纪总，这里好多！"我赶紧过去看，只见地上全是落下的竹叶，根本找不到蝉花，他们却一个又一个地挖起来，我在旁边干着急。纪药师看我抓耳挠腮的样子，便蹲下来认真地教我。很快我也就熟练了，找到一个就兴奋大叫，真的像挖到了金子。一个上午我们收获满满，等走出竹林，发现汗已经湿透了衣服，身上也被蚊子咬了无数口，想想这些蚊子也应该饿了很久了吧，为了喝蝉花老鸭汤我们已经先放血了。

一路上我还认识了很多种药材：半夏、断血流、元宝草、桔梗、朱砂根、商陆、白首乌、野百合、淡竹叶以及几种石斛等。

七峰山上采黄精、玉竹

一、黄精、玉竹都是养阴润肺、补脾益气的好药材

今天刘叔骑摩托车载我上七峰山采药，感受一下大自然。盘山路上，不知是巧合还是动物真有灵性，一只小鸟一直在我们的摩托车前面低飞带路，刘叔说："连小鸟也很欢迎你啊。"到了半山腰，我们看到了灵芝，还有木耳。刘叔说："晚上你回去煮一下，看看这个木耳和你们上海的有什么区别。"当时我没有在意，晚上拿回来煮了，味道那个鲜啊，以后再也不吃买的（种的）木耳了，想吃木耳就去山上采吧。

我们运气很好，不一会儿就遇到两棵很大的黄精，杆儿有两米多高吧。刘叔说这个大概有 30 年了。我第一次来采药的时候吃过黄精，后来还买了两斤鲜黄精回去煮粥煮饭吃，煮出来的粥和饭都是甜的呢。我们挖出来以后，果然是一大块！接着我们还采了些玉竹、百合等，还找到了一条两米多长的蛇蜕。刘叔说："黄精、玉竹两兄弟，都是百合科的，有非常好的滋阴润肺的效果，一般失眠的人或者老人可以做食疗用。"

二、可以"白脸"的白蔹

刘叔又从地上挖起一棵草药给我看："这个是白蔹，可以美容的。""白蔹是不是让人脸变白啊？"我也不知道白蔹的功效，随口说了一句。刘叔瞪大了眼睛说："你很聪明啊！这也知道。"我哈哈大笑说："它不是叫

白蔹（脸）吗？吃了它脸肯定变白了呀。"这下刘叔被我逗笑了。原来白蔹真的可以美白祛斑，清热消痈。纪药师的自家产品美白面膜粉就是用著名的"七子白"配方：白术、白芷、白芨、白蔹、白芍、白茯苓、白僵蚕等七味药材，美白效果非常好。

　　刘叔为了照顾弱不禁风的我，走得并不快，可是我还是跟不上，一转弯就找不到他了。一开始我还紧追不舍，后来干脆耍赖，坐在地上，大喊："刘叔，你在哪？"他没办法，听到我"呼救"，就走回来找我。走了大半天，我真的累倒了。难怪纪药师说："学采药之前你先学会爬山吧。"采药还真不轻松啊。

冒雨采野生灵芝

今天和纪药师、刘叔、张叔上山采灵芝。这几天一直阴雨连绵，山上蚊子很多。他们说有灵芝的地方一定有蛇出没，所以当我走到山脚下，心里还是打退堂鼓了，就在山下纪药师朋友的避暑山庄里和司机王哥去钓龙虾采菱角了。临近中午，他们回来了，每个人都成了落汤鸡，纪药师的雨衣更是被刮得破烂不堪，想象不出他们在山上发生了什么。不过当他们把"战利品"都倒在地上时，我惊呆了！我平生第一次见这么多野生灵芝，真是大开眼界啊，有红的，有紫的，有黄的，大小不一，大的比手掌还大，小的也真小，像小手指头。不过纪药师说这些都是成熟了的，只是个子大小不同而已，药效是一样的。经过雨水的洗礼，灵芝都很有光泽，看着都透着仙气儿、灵气儿，惹人怜爱。他们说没有遇到蛇，我有点后悔没和他们一起去采，只好期待明年了。

纪药师说："俗话说'若要睡得好，常服灵芝草'。灵芝，又称仙草，入五脏，可以补全身之气，所以心、肺、肝、脾、肾脏虚弱的人，都可以服用，可以抗肿瘤、保肝、治疗高血压等。一般癌症病人化疗后都吃两年的野生灵芝，免疫力会提高很多。""那这个炖肉煲汤吃味道好吗？"我还是比较实际。"灵芝味道有些微苦，所以通常泡水喝，如果炖肉煲汤也不要加太多，倒是可以泡酒喝。"纪药师答道。

下午回到公司后，他们把灵芝洗净蒸熟，整个楼道里都弥漫着灵芝的香气。"野生的灵芝，是吸收天地之灵气，日月之精华的，药效更好些。"

纪药师很肯定地对我们说。

"那种植的灵芝是人工调节的，不是和香菇差不多了？我要赶紧发到朋友圈里，看看有人要吗？近水楼台先得月嘛!"果然很多朋友预订了，大部分是给自己父母的，有些是调理身体，有些是为了治疗癌症，苦于找不到野生灵芝，也算是帮他们尽一份孝心吧!

在纪药师朋友的山庄里吃过午饭后，我们又去采荷花、摘菱角。纪药师说周日来黄石采药的晚餐里会有荷花这道菜，一道是油炸荷花，一道是"小荷才露尖尖角"——炒鸡蛋。我长这么大还头一次听说荷花可以吃的。于是抱了一大束荷花回来，还摘了个大荷叶戴在头上挡雨。细雨蒙蒙，微风习习，莲叶田田，远处水牛在安详地吃草，我们这些加起来好几百岁的大人都像孩子一样，冒着雨，挽着裤脚，在水里左捞右捞，好开心!那菱角还真嫩啊，捞上来立刻就放进嘴里了。这种田园生活，让人心情好，精神爽，谁还会生病呢?!

第 138 期惊心动魄穿越太平峡谷

重走李时珍之路第 138 期，来自上海和武汉等一行 40 人跟随纪药师等人穿越太平峡谷，去采七叶一枝花、八角莲、蝉花等。

这次的路非常难走，简直出乎我的意料，我梅花桩的一个师弟也来了，他是个户外爱好者，一开始总是背着大包，我让他放下，他说为了锻炼体能，不过第二天我看他还是放下了。也许这段路的难度系数真的很高，每个人都摔了无数跤，衣服都湿了，但是大家相互帮助，相互鼓励，刘叔张叔他们年纪最长，可都是他们和保哥、纪药师一起拉我们上去。历时五个小时大家终于登上山顶。这个团队里各路英雄很多，有太极高手、少林高手，还有我们梅花桩队伍。到了山顶有个大水库，纪药师他们下去游泳加洗澡了，我和师弟还练了趟架子，感觉一点儿也不累。很高兴我上海的两个同事也来参与，大家暂时忘记城市的喧嚣与烦恼，尽情地与自然融为一体……

一、七叶一枝花的凄美传说

后来我们采到了七叶一枝花、八角莲等。七叶一枝花，光听名字就对它充满了无限想象。纪药师拿着我们刚挖到的这棵药讲解到："七叶一枝花，百合科，通常叶为 7 片轮生于茎顶，因花单生于轮生叶片之上而得名。别名蚤休、重楼等。根茎入药，有清热解毒、消肿止痛功效。民间多用于治疗无名肿毒和毒蛇咬伤，有'七叶一枝花，无名肿毒一把抓''七叶一枝花，深山是我家，男的治疮疖，女的治奶花（乳痈）'等谚语。有小毒。入肝经。'七叶一枝花，文王一支笔，江边一碗水，头顶一颗珠'是湖北的四大名贵药材。"

张叔接着给我们讲了个神话故事："相传很久以前有一对老年夫妇，他们有七个生龙活虎的儿子和一个美貌的女儿。七个兄弟从事耕地播种，妹妹上山采花采茶，一家人生活得十分幸福。有一年，村庄里突然出现了一条大蟒蛇，十分凶残，常来害人，弄得鸡犬不宁，人心惶惶。七个兄弟决心为民除害，与大蟒蛇搏斗，但个个丧生，妹妹为了替哥哥报仇，练习武艺后，穿上了用绣花针编织的衣裙与蟒蛇拼搏，结果也成了蟒蛇的腹中物。但是由于金属的绣花针像万把尖刀猛刺蟒蛇内脏，最后蟒蛇也一命呜呼了，山村又恢复了平静。但老夫妇失去了儿子和女儿，十分悲伤，天天哭泣不止。后来发现在大蟒蛇葬身之地长出了由七片叶子托着一朵花的奇异植物。有人将这种草捣烂涂敷被毒蛇所咬的伤口上，不久伤口就好了。从此，七叶一枝花就成了医治毒蛇咬伤的名药。"我们所有人都记住了它的神奇功效。

二、挖蝉花蚂蟥沾身

在小竹林里挖蝉花时，不知道谁大喊一声："哎呀，有蚂蟥!"这比听到"有蛇"还瘆人些。大家纷纷钻出竹林，检查自己的鞋上腿上有没有，基本上人人"中标"，多则五六条，少则一条。我比较幸运，零条。不过我想起了2005年在澳大利亚的蓝山徒步旅行时的"悲惨"遭遇，走了一上午最后发现我的腿上承山穴附近有个大蚂蟥，已经吃饱了，像颗紫葡萄一样挂在小腿肚上，吓得我心里发麻，脖子后冒凉风。把它取下来之后，血流不止。后来在鞋子上又发现了8条还没来得及吃饱的。那次经历以后我听到"蚂蟥"二字就心有余悸。不过纪药师说蚂蟥是味好药，又叫水蛭，可以治疗中风、高血压、闭经、跌打损伤等。我想起《天龙八部》里，段誉吃了万毒之王莽牯朱蛤，他的血竟然毒死了水蛭，真是以毒攻毒啊！

纪药师说："大自然的一草一木，都是我们认识自然，了解地球的一把钥匙。"我们还找到了丹参、石菖蒲、络石藤、鬼针草、灯芯草、田基黄等。有名师带路爬山，感觉眼前越来越亮，满山的野草个个都变成了治病救人的小菩萨！

三、山中宿营，夜空静谧，浪漫壮观

夜晚在山顶安营扎寨搭帐篷，满天繁星相伴，身边还飞舞着无数的萤火虫，保哥又吹响了悠扬的笛声，真是浪漫，内心无限恬静，我不禁想起小时候在农村的生活。借助星图软件我们还看到了大熊座、射手座和银河，我还拿着同事的高倍手电筒指给大家看牛郎星织女星，那种用苍穹做幕布进行 PPT 演讲的感觉真是壮观，似乎体会到了"吾心即宇宙，宇宙即是吾心"的境界。

晚上纪药师又精心准备了药膳：黄精蝉花排骨汤、天麻炖鸭，当然还有纪药师亲自采的，我亲自带回来的荷花……

黄石的山美水美人更美，我发现这里的人都保留了一颗朴素而热情的心。纪药师本人非常平易近人，他的"才子"医生们也都很乐于教人，人人对我都很热情。可是当我回到上海，马上又变了一种生活节奏，每天都是各种会议、指标、任务。我觉得更加压抑，更加迷失了自我。

第141期七峰山采文王一支笔和岩白菜

一、采文王一支笔和岩白菜

这次参加者中很多是来自上海中医药大学的外国留学生，但实际上大部分是早年移民到国外的中国人，虽然没有医学背景，但现在他们可以以留学生的身份来中国学习中医，我们在国内就没有这个"优待"，想进中医大学都进不去。留学生们性格都很开朗，喜欢分享，整个行程都是欢声笑语的，大家相互学习，相互探讨，最后依依惜别，让人回味无穷，也期待下次的相聚。

这次的采药主题是寻找长在悬崖边上的治胃癌药——文王一支笔，和治疗肺癌的药——岩白菜，另外还有四叶参和黄精。听这名字就挺吸引人的，我们的队伍一共40人左右，分成了三个小分队：文王一支笔队，四叶参队和黄精队。

1. 杠板归名字的由来

我们黄精队在刘蛇医的带领下，一路遥遥领先。山里空气很好，不冷不热，真的适合这些在城市待太久的人出来放放风，享受大自然的恩赐。山里都是宝，每走几步，我们就能发现一些不同的药材。乌韭，又叫野鸡尾，是一种蕨类，却是万能的解毒药，能治疗肝炎、胃癌、肠癌。刘蛇医非常喜欢用它来治疗咳嗽。还有杠板归，可以治疗毒蛇咬伤等。据说当年李时珍路遇一些人用杠板抬着一个被毒蛇咬死的妇女，他发现地上滴的血还是鲜红的，就说这人还没死，便从周围采了一种草给她敷上，过了一会儿，这妇女果然活过来了，于是人们很高兴地又用杠板把妇女抬回去了，这味药从此就叫杠板归了。还有其他的比如桂枝、天门冬、仙鹤草、川乌，在他们眼里，是草皆是药啊。

2. 生津解渴的猕猴桃、野山桃

秋天是收获的季节，野生猕猴桃挂满枝头，每个都像乒乓球那么大，还未完全成熟。我们摘了一些放在背包里回来吃，其实它也是一味药，具有调中理气、生津润燥的作用，而且富含维生素 C，抗衰老，应该多吃点。同行的王博说："你们可以把野生猕猴桃进行人工疏果，这样可以长得大些。"我非常反对，我说："人类最大的问题就是总想着对抗自然，什么都想人工干预。试想一下，如果宇宙中有更大更有能量的物体来干预你，觉得你胳膊多余，就拧掉一条胳膊，你的身体会发生相应的变化吗？经络的循行是不是会改变？这本身就不自然了。植物也是一样，它本来长得好好的，你在它幼小的时候摘掉一些，这就打破了它自然的生长规律，就不是自然的能量了。人为的东西就是伪，就不自然了。现代人很多病也是因为生活不'自然'了，住的是钢筋混凝土，没有阴阳，不接地气，吃的是各种反季节人工干预出来的大棚菜，没见过阳光就上餐桌了。加上内心的欲望和贪婪，如何不生病？要想祛病，还是要返本还原，这是唯一的途径，也是最好的药。"

3. 敛汗涩精药——碧桃干

我们在路上还看到很多野桃，虽然个头很小，看上去也不干净，可吃起来味道酸酸甜甜的，很解渴。我们走了两个多小时，带的水都快喝完了，于是一帮人索性说笑着坐在桃树下吃起来。直到有个人提醒说："别吃了，给后面的人也留点吧。"我们这才罢休。纪药师说这个桃子干瘪了以后也是味良药，叫作碧桃干，应该是"瘪桃干"的谐音，用其收敛之性，可以敛汗涩精，用于治疗盗汗、遗精非常好。

二、催乳丰胸药——四叶参

一路上，大家认识了不少药材，比如四叶参是催乳丰胸的良药，它的叶片大部分都是四片长在一起的。我们还挖到了野生百合和黄精，纪药师说过，学中医要有悟性，要根据药材的生长环境、形状等特点来掌握其药性。百合白色入肺经，能养阴润肺，但它又是合的，像心形，所以又能清心安神，治疗失眠等。野生黄精入肺、脾经，更是非常好的补足精气神的良药。古书说："久服黄精不老人。"连糖尿病人都是可以吃的。每次活动结束时的药膳晚餐肯定有黄精排骨汤，什么佐料都不用放，味道那个鲜啊，每次想起来都禁不住流口水 。

刘蛇医对这里非常熟，没一会儿我们就找到了岩白菜，看上去没什么特别的，像棵小油菜，不过是长在悬崖峭壁上，没有点功夫和胆量也只能"望菜兴叹"。它是治疗咳嗽以及各种肺病肺癌最好的药，价格也不菲。据说明晚有岩白菜蝉花炖野鸭汤，好期待。

三、解酒药——葛花

这里漫山遍野的葛花有点像家里种的扁豆花，紫色的一串串，煞是好看。纪药师说过，葛花是最好的解酒药，民间素有"千杯不醉葛藤花"的说法，可以解酒醒脾。我顺便摘了几朵放到包里，被婷婷看见了，说："莹莹姐，你晚上要喝多少酒啊，摘那么多。"我说："拿回去备着吧，万一有用呢。"没想到真的被她言中，晚上大家吃得太开心，和纪药师等人也好久没见了，大家啤酒白酒一起上，我立刻感觉头晕了，打太极拳八卦掌都没用了。刘叔吃完饭铺了垫子在院子里乘凉，我也倒下来，忽然想起我今天采的"解酒神药"葛花，还不知道它有没有效，赶紧试试。泡了一杯葛花茶喝下，大概十分钟不到人就变清醒了。一起来的广州朋友菊英看到我的变化也大呼神奇。我真的服了，大自然的馈赠就是神奇。

四、治疗肝气郁结的药——穿破石

我们黄精队最先到达山顶，其他两队还没上来，我们便稍事休息。我们队伍里有个印度来的小伙子叫赛思，中文很好，非常风趣，也喜欢中国武术，一路拿着一根棍，只要一停下来他就练习，中国的国粹外国人反而学得好。

在途中我发现几棵树从一大堆石头中长出来，枝繁叶茂，挡在路中间。我觉得很好奇，便问纪药师这是什么树，这么顽强，石头缝里钻出来。他说："这就是我们这一带特有的穿破石，是治疗肝癌等肝脏类疾病的药。""这就是穿破石啊！"我惊叹道。我之前吃纪药师开的药里也有这味药，可见到它的庐山真面目还是第一次。听这名字就很形象，真的是穿破石头长出来的，就这势头，什么样的气滞血瘀疾病都是可以治的。我记得几年前，在柬埔寨的吴哥窟看到那些大树从墙壁里钻出来，硬是把城堡"撕裂"了，真的很震撼。这些穿破石树长在一堆乱石上，周围什么都没有，它也是"霸主"了。人类在大自然面前真的太渺小了。

五、治胃癌药——文王一支笔

等大家在山顶会合之后，我们便一起去找文王一枝笔。文王一枝笔长在悬崖壁边，寻找它的路不好走，几个人跟着纪药师去了，过了好大一会儿才带了几棵回来。文王一枝笔粉红色，6~7厘米长，好像一支小号的毛笔，非常透亮，下面还有个"笔座"。采回来的这些文王一枝笔现在还小，只有一两岁，每年"毛笔"会烂掉，第二年再长出新的，可是底座不会烂，也会长很大。在纪药师国医馆里看到的就有大概几十年的。晒干后煮水或者打成粉，可以治疗各种胃病和妇科病等。

下午三点左右，今天的任务看来完成得差不多了，每个人手上包里也塞满了各种草药标本，我们开始下山。虽然知道上山容易下山难，可是下山的难度还是在我的意料之外，没有路，只有差不多40度的斜坡，很多人一路走一路滑倒，裤子也磨破了，还有个老师后来说脚趾都充血了，采药的艰辛可见一斑。不过纪药师说，如果没有这么多人，他们可以跑下山来。看来采药的人会点功夫真好 。

晚上我们还是在山上宿营。这次采药结束后，我回到上海便辞职了。

第 142 期殷祖南峰山采黄精

一、爬山采药，惊喜惊险连环演

今天纪药师带着我们到殷祖的南峰山采药。南峰山是张叔以前经常采药的地方，轻车熟路。他说以前住在山上的老乡家里，一个人一住就是几周，有时候晚上也在外面采药。我听了很惊讶，每次上山采药我都感觉异常艰辛，如果让我一个人去挖药，给我多少钱我都不会去，不光是危险，迷失在深山里那种恐惧就不是一般人受得了的。张叔还说晚上一个人去采药，我真是无法想象。一个人待在山里，可能会迷路，可能会遇到危险，也可能什么都采不到，到底是靠什么样的毅力坚持下来的？也许吹笛子也是张叔在那种环境下聊以慰藉的方式吧。我更加敬佩这些老人了！

我们驱车到山里的小村落，房屋都很破旧了，可能只有二三十人还住在这里，年轻人都下山了。石板路弯弯曲曲的，很有味道，转弯处有一棵古槐，最少也几百年了，旁边有个大水池，像泉水，流出来后又分成三个小水池。张叔说："最高处是饮用水，第二个可以洗菜，第三个脏一些，可以洗别的。"张叔的朋友家就在这个水池边上。他是 20 世纪 60 年代的赤脚医生，现在也 70 多岁了，牙齿都快掉光了，看我们来了他非常高兴。他的老伴看上去身体不太好，腰弯背驼，纪药师和刘叔就给她做推拿。做医生的就是这样，走到哪里治到哪里。

二、柿蒂——止嗝逆、降胃气

秋天正是橘子、柿子成熟的季节，纪药师、刘叔"蹭蹭蹭"三两下就爬上树了，不停地喊，这个柿子甜，那个橘子酸的。我们几个笨拙地爬不上去，只好眼巴巴地拿着袋子仰头在下面等他们吃过了瘾，扔一些下来。我说我们不是来采药吗？纪药师说："你把橘子、柿子吃了，剩下的就是陈皮和柿蒂了，都是好药。柿蒂可以止逆嗝，治疗打嗝、胃气不降等。"纪药师还讲了个真实的故事："以前有个做了胆部手术的病人，之后三个月吃不下饭，一吃就吐，在医院住了很久，请了很多医生没看好。后来把我叫去了，我一把脉，差点笑出来，他就是胃气不降。我开了两副药，每副四五味药，其中就有柿蒂。病人吃了一副就不吐了，吃第二副就可以正常吃饭，还出去遛弯了。""这么神奇！看来治病也像擒拿一样，用的是巧劲，用对了就是'四两拨千斤'啊！"我们都很惊叹，原来吃完丢掉的很多"垃圾"都是治病的宝贝。

三、木鳖子——有毒，可治疗癌症

我看见有藤缠在树上，还结了几个大大的"瓜"，像甜瓜，橘黄色的，纪药师说那瓜是有毒的，不过可以治疗癌症。张叔说他曾经用马钱子和黄药子泡酒治疗咽喉癌病人，但这两味药都是有毒的，要小心。我很好奇："为什么叫木鳖子？"纪药师说："你打开看看就知道了。"有个"瓜"已经熟透烂开，我看到里面的籽是黑色的，有五角钱硬币那么大，样子真的像一个个小鳖，每个都带着头、尾巴和四条腿。造物主真是神奇！

四、发现"黄精窝"，顺带何首乌

吃了吊锅煮的面，下午我们进深山里采药。没有路，藤缠枝绕，依然是保哥挥着砍刀开道，依然是无数次跌倒又无数次爬起来。我深深地体会到采药不仅需要技术，更需要体力，以后我要坚持练功了。走了一两个小时，差不多筋疲力尽了，前面出现了一片空地，很敞亮。刘叔、张叔走得快些，就听他们大叫："纪总，这里有黄精！"大家像寻到宝藏一样，一阵惊喜，赶紧冲上去。黄精听上去像"黄金"一样。这些黄精应该都是三十年以上的了，我们先和它合个影，然后小心挖出来。保哥让我把籽摘下来，又埋回到窝里，他说过几年又会长出又大又好的黄精。天气很热，我和格格在树荫下休息一会儿。突然听到保哥大声喊："莹莹快来，我发现了黄精窝了。快把锄头给我送来。"我们怕他骗人，就问什么是"黄精窝"。保哥说："这里是黄精一家子，挖出来看看就知道了。"我和格格赶紧穿过嶙峋的怪石去送锄头。挖出来以后果然是黄精"一家人"，有两个特别大的黄精合抱在一起，有30多厘米长，似乎是一对儿夫妇，中间还有个黄精娃娃。这下是开了眼了，我们小心翼翼地把它们请出来带回去。后来我还发现了韭菜，纪药师说那是仙人韭，味道比家里的韭菜香。"那我就割韭菜了。挖黄精我不行，割韭菜还是很专业的。"我自告奋勇道。回来后用韭菜炒鸡蛋，味道的确是很鲜很鲜的，从此我又不吃市场上买的韭菜了。

张叔笑容满面地回来，手里拿着个黑不溜秋的根，跟大家说："今天运气真好，刚才挖黄精，顺带挖了一个何首乌，还不小呢！"我看了一下，有20厘米长，分两节，真像个侧卧的人。我说："这就是鲁迅先生写的那个人形何首乌吧，吃了可以成仙喽！可是我们一路上不都看见何首乌藤了吗？怎么不挖呢？"张叔笑着说："何首乌是会跑的，你一挖，它就跑了，不让你挖到。"保哥补充说："除非你要拜一下，求它一下。"我以为他们骗我，我不相信。后来才知道，原来何首乌根蜿蜒蜒蜒的会长很长，这里看到的藤，可能根会在几百米以外，你一直挖一直挖，怎么也挖不到它，常采药的人都知道这个，从来不会专门出来挖首乌，所以野生何首乌就特别贵，因为是"难得之货"。而首乌藤，就是著名的夜交藤，和合欢花一样，白天打开，晚上交缠在一起。记得上次我说有点睡眠不好，菊英给我推荐了夜交藤和合欢花茶，喝了一两次就好了。

五、纪药师自制五倍子软膏——祛疤痕效果好

路上还遇到很多盐肤木，也叫五倍子树。这种树很常见，可是我从来没见过五倍子。纪药师说："五倍子又叫百虫仓，它是一种蚜虫寄生在盐肤木的叶子上，生成的一种囊状聚生物的虫瘿，具有收湿敛疮的功效。你不是在用我们自己生产的五倍子祛疤痕膏吗？有效果吗？"纪药师不说，我还差点忘了，以前胃痛我就用艾灸足三里，结果腿上留下来很厚很大的两个疤。我不喜欢吃药，年年犯胃病，只好年年艾灸，新疤叠旧疤，看来是没治了，一向爱美的我到夏天已经不敢穿裙子了。记得9月份我来采药时，纪药师给了我一瓶，让我试试。我看他很轻描淡写的样子，也没在意。后来想起来就抹一次，大概也抹了四五次了吧。听到纪药师提醒，我赶紧挽起裤腿看了看，一摸，真的感觉疤痕薄了许多，看上去也小一点了。真神奇啊，回去我要坚持抹，明年夏天就可以穿裙子了。

六、千里光，不生疮

秋天的景色真美，一路上都有一种金灿灿的黄花，张叔说："这是千里光，清热解毒，可以治疗眼病，谚语说：'有人识得千里光，全家一世不生疮'。用了它可以看到千里啊。"我当时立刻联想到了《西游记》里的千里眼，感觉只要用了它，就会目光炯炯。回去的车上，张叔又问我："今天认识了什么草药？"我两天下来已经筋疲力尽，脑子也不够用了，开口就说："万里光、前胡、何首乌……"没想到，整车的人哈哈大笑。刘叔说："你厉害啊，来了没几天就给药改名字了，千里光变成万里光了，这药效更厉害了，提高了十倍。我给它起名叫重光吧。千里，合起来不是重吗？""哈哈哈……"大家都笑翻了，后来大家只要看见千里光就会说起我这个笑话。

七、刺藤做的天然拐杖

保哥看我走路很费劲，说："这儿有刺藤，给你做个拐杖吧。"只见他

砍了一根树藤，又把上面的刺削掉，递给我说："试试看。"我拿在手里，发现不长不短正合适，还有个弯的把手。这藤也奇怪，长一段就往上翘一下换个方向再长，正好做拐杖，还带个把手。看来它们也可怜这些上山采药的人啊。保哥说："回去用火一烤，把皮剥掉，再捋直了就是很完美的拐杖了。"不过这拐杖至今还留在办公室未曾加工呢。

八、祛风湿的良药——海桐皮

路上遇见一种奇怪的树，石灰色的树干上长满了"铆钉"，走近点看会让人头皮发麻。纪药师说："这是海桐皮，是祛风湿的良药，又叫鹊不踏，就是连鸟都站不住，因为上面都是刺。但它的叶子有牛奶的香味。"我一听，赶紧弄了片嫩叶，揉搓一下，一闻，还真是牛奶香啊，好像还是花生牛奶。

九、全身可入药的瓜蒌

清早简单吃过早饭我们就下山了，路边发现了几个瓜蒌，张叔说："瓜蒌全身都可以入药，根叫天花粉，果叫蒌实，果皮叫瓜蒌皮，种子叫瓜蒌仁，有解热止渴、利尿、镇咳祛痰等作用。"我还看到了漂亮的打破碗花，又叫野棉花，它是毛茛科，看上去有点像牡丹，粉红色，蛮好看的，不知道怎么就打破了碗，得了这么个名字。

十、祛风湿良药——南藤

下山的路非常不好走，我和刘文格两个女生在后面慢慢磨蹭，不小心踩松了一块石头，只见它像刀片一样飞落下去，正好从保哥和纪药师头上飘过，我俩吓得魂不附体，连声大叫"小心！"真的好危险！若真有个闪失，我俩就成了罪人了。纪药师和保哥还抬起头一脸茫然地看我们，并不知道我们为何那么惊恐。

后面我们又采了麦冬和丹参，还发现了一个溶洞，上面长了珍贵的南藤，张叔说这是很好的祛风湿的药，他费劲地帮我弄下来，还把手划破了。我就这样永远记住了南藤，因为它很"难"弄到，而且是张叔"流血"才弄来的。南藤有股很香的味道，可以作为煮鱼的调料。我用它编了个草帽戴头上，既便于携带又能遮阳。

十一、山蚂蝗竟是豆科植物

快到山脚时保哥突然对着我大叫："你手上有山蚂蝗！"听见"蚂蟥"二字，我吓得一哆嗦，赶紧甩手，连说"在哪？"保哥哈哈大笑道："别怕，山蚂蝗是豆科植物，不是蚂蟥，不咬人的，那不是沾在你袖口上吗？"知道他在开玩笑，我才松了一口气，低头一看，果然，手腕上多了一圈"手镯"，绿色的，像小豆荚，不经意一看真的像蚂蟥，沾在衣服上比真蚂蟥还紧，扯都扯不下来。其实此蚂蝗非彼蚂蟥，它可以祛风活络，解毒消肿，可以治跌打损伤、风湿性关节炎、腰痛、毒蛇咬伤等。

十二、刘叔脚被夹，有惊无险

下山时我们遇到了一片竹林，手里的拐杖锄头却变成了"障碍"，不是被绊住就是摔跤。这时刘叔又显示出他"游击队员"的身手，很快我们就被落在后面了。纪总还开玩笑说："现在这种抗日的电视剧真不靠谱，在丛林里还能打枪吗？你看像老刘这样的游击队员，一进丛林就不见了，那些长枪在丛林里根本就无法端起来，更不用说摆个姿势瞄准了。"我们一边说笑一边下山，终于走出竹林，到了田边。我们大喊"刘叔"，可是没有听见他的回答，他也没有像往常一样跑过来。也许是刚才谈论抗日的原因，我心里还咯噔一下：刘叔不会有事吧？想到这里，我"噗通"一声狠狠摔了一跤。我赶紧对自己说：刘叔肯定没事。走了几步，心想，不对啊，以前刘叔肯定在前面骄傲地对我们招手。正想着，路过一条小溪，"噗通"一声，我又掉到水里了，鞋子也湿了。我想可能刘叔真有事了吧。这时看见纪药师他们用大冶话讨论什么，神情很凝重，好像要去救人的样子。我问是刘叔没出来吧？保哥说："电话刚才通了一下，刘叔说被卡子夹了，接着电话就断了，打不通了。不知道发生了什么，这一带经常有农民下卡子夹野猪，如果被这个夹了，真的很危险。"我吓得坐到了地上。天哪，还有这种暗器。他们正要走的时候，电话又通了，刘叔说："没事的，脚被夹兔子的卡子夹了，刚才正在弄，电话来了，不小心掉了，还摔得关机了。一会儿我就出来了。"这时大家一颗悬着的心才放下来。果然不一会儿，刘叔一瘸一拐地，笑眯眯地从远处走过来了。我们赶紧上去看，好在没有伤到骨头。我还说："刘叔其实我都感应到你出事了，刚才狠狠地摔了两跤，膝盖都破了，鞋子都湿了。"大家都哈哈笑着说，以后上山一定带上我，可以预测危险。

黄石的慢节奏生活

来到黄石之后，我住在纪药师公司的宿舍，和婷婷住在一起，每天一起悠闲地走路上下班，早上去跟纪药师打拳，生活节奏降到我生命里最慢的状态。在办公室里我坐在刘叔对面，平时有空时他就看书，别看快七十岁，微信用得非常好，经常发一些图片，也给我们点赞评论。他通常跟我沟通时都叫我"小友"，看他有多谦虚。

一、黄土是补脾最好的药

可能是以前工作的原因，我习惯了把桌上地上弄得一尘不染才能坐下来做事。在这里也不例外。今天用拖把把地拖了三遍，桌子也擦了好几遍。刘叔一直吆喝："哎呀，难怪你脾虚湿气重，地上一点土也没有了，脾肯定虚了，用湿拖把拖了一遍又一遍，把我也搞得湿气重了。"我还以为他开玩笑，没理会他，继续干得热火朝天，直到干净了才心满意足地坐下。没想到，他递过来一本《中药大辞典》，说："自己看看吧，黄土是补脾最好的药。"我仔细一看，还真的是：黄土，入脾胃二经，可以开胃健脾，消食利湿，补中益气。我不禁反思以前的生活，家里办公室里都太干净了，找不到一点土，人反而容易生病。纪总听到我们的讨论，也跑过来看。他说："以前小孩子都是在泥巴地上爬，还吃几口土，反而长得白里透红，现在小孩都不沾土了，反而都像豆芽菜了。"生在农村的我，小时候也是吃过土的，但从来没想过黄土还是味好药。最近 20 年的生活完全城市化了，可是太干净了反而使人们脱离了自然，脱离了阴阳。我还记得以前有个女同事很得意地跟我说她的鞋子基本都没有磨损，也很少弄脏，因为一直都是车接车送，办公室和家里都有地毯，一尘不染的，哪里会有土啊。可是回想一下她的身体状况还真的不好，或许和这个也有点关系。

说到土，纪药师还讲了个真实的故事，以前他们在厂里研发新产品时，有种草药是治胃病的，通常他们都简单清洗一下就直接加工了。但那次上面来检查说细菌超标，他们就反复地清洗，直到细菌不超标通过了检查。可是后来发现这些药反而没什么效果，病人吃了后病好不了，也是因为太"干净"了。

二、办公室里的新发现

我现在已经认识 100 多种药材了，想想从 6 月份刚来的时候还记不住二三十种药材，这个进步已经很大了。整理资料的过程中每天都有新发现，很多药材是百姓经常使用而不知的，比如石决明原来就是鲍鱼的壳，还是中药里的上品。

三、五眼六通做手链

下午发现纪药师他们在拿一些好看的珠子穿孔，要做成手链。一共有三种，其中红莲我认识，其他两种是无患子和五眼六通。我说："你们的工作真好玩，还能自己做手工艺品。"纪药师说："这些是保哥前几天进山采的南酸枣的核，因为顶部有五个小孔，里面有五个种子，像五个眼睛，首尾贯穿打洞，便称为五眼六通，可以制成佛珠。过几天他们来采药，作为小礼物送给他们。""还有这么神奇的东西啊！"我拿起来端详了一下，还真的有五个"小眼睛"，好有意思。在这里每天都大开眼界，不用到处去旅行了。

我还特意查了佛教里的五眼六通，五眼者：肉眼、天眼、慧眼、法眼、佛眼。六通者：天眼通、天耳通、他心通、宿命通、神足通、漏尽通。

四、花叶两不相见的彼岸花

今天我被这个小小的植物感动了。红花石蒜，在月亮山上见过，也叫彼岸花，或曼珠沙华，颜色鲜红，据说是人死以后盛开在黄泉路边上的花，远远看去像血铺成的地毯。而它的特性是，花开不见叶，有叶不见花，花叶两不相见。彼岸花，开一千年，落一千年，花叶永不相见，情不为因果，缘注定生死，多么凄美！

中药房里认药材

占刚是国医馆里新来的推拿师，高高帅帅的，年纪轻轻却跟师父学了一手好技术，针灸、推拿样样会，他知道我在学药就建议我背诵《药性赋》，开口就是："犀角解乎心热，羚羊清乎肺肝，泽泻利水通淋而补阴不足……"听得我头晕。我说："还是先到中药房里和每个抽斗里的药亲近一下，混个脸熟再背吧。"

一、望月砂，夜明砂，蚕砂，五灵脂，原来都是各种便便

我发现不仅树皮、草根是药，应该说世间万物皆是药。有些是我从来想不到的。比如望月砂，就是一种野兔粪，主要治疗眼睛疾病。这名字起得多形象，你仿佛看到玉兔掉落人间，嫦娥还在月宫，玉兔只好眼巴巴地望月大便啦。后来和母亲打电话时，她说以前农村里收庄稼时发现地里有兔子粪，都会收起来，说以后有用。看来农村的人实际更智慧些。还有夜明砂，就是蝙蝠粪便。蝙蝠视力极弱，听力很发达，夜明砂却能治夜盲、目赤肿痛等。蚕砂，就是蚕宝宝的粪便，也可以明目，还能治疗关节痛。还有五灵脂，竟然是我们熟悉的"哆罗罗哆罗罗，寒风冻死我，明天就垒窝"的寒号鸟的粪便，而寒号鸟竟然不是鸟，是鼯鼠，一种会飞的鼠，五灵脂就是"飞鼠屎"，我感觉自己真的没文化了。五灵脂，性味甘温，无毒，入肝经，具有疏通血脉、散瘀止痛的功效，还是妇科要药。

二、竹头木屑都是药

竹茹就是竹子去掉外面的皮，刮成丝；降香就是黄花梨；黄檀，还有檀香。古代有个医案，有个穷人为财主扛活，得了胃病，正好财主家在做黄花梨家具，郎中便让此人去财主家搞一些锯末回来泡水喝，几次就好了。其实我们的生活中应该是没有垃圾的，橘核、荔枝核、柿蒂、丝瓜络、橘子络等都是良药。这些都是基本常识，如果我们连自己家的东西都没学好，为什么要急着去学外国的东西呢？

三、中药的名字都带灵性

凤凰衣、龙衣、天龙、地龙，名字都好气派，像是天兵天将来了，实际上它们分别是鸡蛋壳里面那层薄衣、蛇蜕、壁虎和蚯蚓。它们的功效分别如下：凤凰衣，又叫鸡子白皮，就是鸡蛋壳的内膜，可以养阴清肺、敛疮、消翳，主外咳气喘、咽痛失音；龙衣，又叫龙单衣，就是蛇皮，入肝、脾二经，可以祛风、定惊、退翳、消肿；天龙，又叫壁宫，就是壁虎，有小毒，可以祛风、定惊、散结解毒等；地龙，又叫土龙，就是蚯蚓，入肝、脾、肺经，地龙作药，由来已久，主治高热狂躁、惊风抽搐、头痛目赤、喘息痰热、中风、半身不遂等病证。

爱上中药，先爱上它们的名字吧。

四、偏心眼儿——鸡血藤

在药柜里发现了两种很有意思的药，鸡血藤和大血藤，属于药斗里的"帅哥美女"，很养眼，我拿了几个样品去问纪药师它们的功效是什么。纪药师诙谐地说："你说'偏心眼儿'啊，它是红色的，色赤入血，所以有活血舒筋，养血调经的功效。"我很惊讶，什么偏心眼儿啊？纪药师指着鸡血藤说："你看它不是偏心眼儿吗？因为阳光的原因，年轮都朝一个方向长开，另外一边不长。"我看了看，果然在一边有个小眼，不过样子像一朵祥云，倒挺好看的。纪药师接着说："新鲜的鸡血藤切开时会流出红色的汁液像鸡血一样，所以叫鸡血藤。而大血藤的横截面像一朵盛开的菊花，具有活血通络的作用。不过鸡血藤能长得很大，大血藤却一般长不大。周重建上次在广西深山里看到了直径有脸盆那么粗的鸡血藤，我们有空应该去看看。他说整个山坡是一棵鸡血藤长的。""啊！那不成精了，可不敢乱动啊！"我想万一这"偏心眼儿"真的偏了心眼儿呢？还是小心点为妙。

参观纪药师梅花鹿养殖基地

10月8日去纪药师梅花鹿养殖基地参观，这个基地在一个山里，空气很好，小鹿见到我们也很高兴的样子。记得徐文兵老师讲过尘土的"尘"的繁体字是塵，就是指鹿跑起来尘土飞扬的样子，因为鹿蹄筋是很有弹性的。仔细看看那些小鹿走路的样子确实很高雅，像穿了高跟鞋一样，它们要是跑起来，飞扬而起的一定是不小的尘土。中午我还喝了鹿茸酒，喝完有点热，看来鹿茸确有很好的补肾壮阳的作用。

下午去爬山。寒露节气，秋高气爽，刚下过几天雨，山里都是蘑菇和木耳，刘叔采了好多，晚上回去又是美餐一顿了。我运气很好，第一次见到了马勃，又叫马屁菌，一种菌类药材，感觉里面都是灰。纪药师说可用做局部止血药，兼治咽喉痛、失音。我们还捡了很多蝉蜕。

在山顶上还有一大片采矿留下来的平地，黄土地，踏上去却软绵绵的，最适合练拳了。纪药师随身都带绳镖、九节鞭什么的。我看他练绳镖很好玩，也跟着学起来。刀枪剑棍我都练过一点，却从来没有接触过软兵器，有点像枪的练法，真不好练，可是比较容易上瘾，可以练习感知能力。从此我就和绳镖"恋"上了。现在慢慢理解了为什么以前梅花拳在农村传承得那么好，农民在田间地头休息时都可以习武，干活的锄头铁锹都可以作为器械，什么东西拿在手上都是得心应手的。

纪药师说话非常幽默，也不按常理出牌，一向能言善辩的我，竟然在第一周内不知道怎么接他的话了，现在刚刚适应过来。不过，最搞笑的还是看他和刘叔开玩笑的样子。每次吃饭时，刘叔很少喝酒，总是很客气地说："纪总，我不喝了。"用本地话说，发音是"我不活了"。纪药师很严肃地说："老刘啊，你不能想不开啊。我们还很需要你。"后来刘叔就改了，说："纪总，我活（喝）好了。"纪药师还是很严肃地说："老刘啊，你要活到 100 岁才行，现在怎么能活好了呢。"每次听得我一愣，然后又笑得前仰后合的。现在我发现刘叔改说："我吃好了。"再也不提活不活的事儿了。

黄荆山大草甸挖药

本来今天想在公司好好干活，可是网络不给力，索性我们几个上山去采药。我一路爬山一路羡慕地说："你们真幸福，没有网络的工作日还可以出来爬山。"没想到纪药师说："我们这是在工作啊！我们的工作就是爬山采药。"我一阵感慨，这么多年，我们似乎习惯了只有节假日和请年假时才心安理得地去度假，平时都是乖乖地上班。在途中我们遇到了几种一直没见过的药，也是"踏破铁鞋无觅处，得来全不费工夫"。

一、治疗"鬼病"——徐长卿

爬过一段山路，我们来到大草甸，满山的茅草让你以为到了北方。茅草中星星点点的蓝色花就是龙胆，是著名的龙胆泻肝汤的主要成分。还有徐长卿，是非常难得的治腰痛的药，又名遥竹道，纪药师说这个药"有风不动，无风自摇"，所以又叫"鬼督邮"，能治各种鬼病，比如忧郁症、神经衰弱、小儿夜啼等。纪药师说中药里还有一味著名的药也叫鬼督邮，那就是天麻，它能平肝息风，治疗偏头痛、高血压等。

二、"利咽茶"——射干

还有一味药是射干，我曾在药房见过，是利咽首药，纪药师自制的利咽茶里也有这味药。下山的时候还发现了很多金钱草，纪药师说这个又叫过路黄，有清热利尿、消炎解毒、杀虫之功效，可治急慢性肝炎、黄疸型肝炎等。

三、"虎杖"的传说

下山途中发现有一种长在山间溪水旁边的植物很有意思，有两三米高，看上去像根木棒，却是倾斜的，似乎又很软，上面很多花纹，像老虎的尾巴。保哥说那是虎杖，它里面是中空的。他还给我讲了一个神话故事："从前有个老头上山遇到一只狼想吃他，他很害怕，情急之下发现了这个植物就抓在手里舞起来。那狼看了以后吓坏了，以为是武林高手，又看上去像是老虎的尾巴，还以为那老头是老虎变的，就吓跑了。后来这个药就被称为虎杖了。"我听得津津有味，虽然是神话故事，却让我牢牢记住了这味药材的特性，可以散瘀止痛，对疾病就像打仗一样，毫不留情。

四、二至丸的原料之一——墨旱莲

下山走到一个村子里，我随手采了把野草，纪药师说那是墨旱莲，是著名的二至丸的原料之一。二至丸是用冬至时采的女贞子和夏至时采的墨旱莲做的，治疗心肾不交引起的失眠。随手一抓，竟抓出这么多知识，我真是服了。纪药师告诉我，墨旱莲习惯上称为旱莲草，新鲜的汁液是黑色的，花蕾像莲花，故名墨旱莲，可以止血，比如咯血、尿血、鼻子出血等。

五、威灵仙和花木通，狼把草和鬼针草的区别

路上我们遇到了几种长得很像的药材：威灵仙和花木通，狼把草和鬼针草。纪药师各采了一把，教给我们区别的方法："威灵仙和花木通都是毛茛科，乍一看很像，但是威灵仙的叶是全缘的，没有齿，而花木通的叶子边缘常有 1～2 对牙齿。"我们一看，果然是。纪药师继续说："俗话说'铁脚威灵仙，骨鲠软如绵。'就是说威灵仙可以软化鱼刺。下次吃鱼要是鱼骨卡喉了，可以把威灵仙煮汤和醋慢慢咽下即可。不过威灵仙还有祛风

湿的作用，我们的'灵仙丸'就是用于治疗关节不适和痛风的。而花木通是用于水肿、小便不利、湿热淋证、乳汁不通等。"

"狼把草和鬼针草都属于菊科，成熟的果实都像把小叉子，容易沾到人的衣服上，小时候我们逗女孩子玩，就采一把这个，丢到女孩子的毛衣上，然后她们忙活半天也摘不下来。"纪药师一边说一边丢了几个给我们，果然沾在衣服上下不来了。我也记得上次在南峰下山后发现裤子上全是这些小叉子，像草船借箭一样。不过狼把草的叉子更短粗壮一些，鬼针草的叉子更细长些，真的像针。我说："如果它们有性格，狼把草就是敦厚老实的，而鬼针草属于古灵精怪的那种吧。"大家都哈哈大笑，说言之有理。

后来我们遇到这些草都能轻易区分开来，看来大家都进步很大，已经能辨认有细微差别的草药了。这种与自然亲密接触的教学方式是最好的。

穿破石的惊人穿透力

　　10月10日，我来黄石十天，今天发现手指上的小月牙已经从四个长到八个了。除了经常爬山采药，每天喝的养生茶也至关重要。刘叔推荐的一款碳膜养生壶功不可没。我的腰部、腿部寒气重，经常痛。前几天刘叔刚从山上采回来一大捆穿破石，直径有2～3厘米，都是"青壮年"，切了片晾在那里，我就抓了一大把，又加了点鸡屎藤和乌饭叶煮了喝。结果晚上躺在床上睡不着了，感觉大腿内侧有两股力量像水流一样往下走，走到膝盖会"噔噔"地跳几下，然后又下去，一直到脚底的涌泉穴，一股凉气出来。我当时还纳闷，心说，扎针时我有时候针感是这样的，可是今天什么也没做啊，然后就回忆今天吃了什么，做了什么。最后想到应该是穿破石在起作用。这几天我每次泡药茶时，第一个去抓的肯定是穿破石，不过量少了一些。现在我的腰竟然不怎么疼了，"百闻不如一试"，看来穿破石果然名不虚传！现在办公室里人人一把碳膜壶，各自根据体质配一些药茶，非常方便有效。我发现一向认为自己身体很好的纪药师也买了一把碳膜壶。我想他煮的药茶一定更正宗吧，以后每天去他办公室谈点事，顺便蹭点茶喝喝。

一、初次跟纪药师出诊

这几天开启"朝五晚九"模式：早上五点起床，晚上九点睡觉，生活作息非常规律。早上跟纪药师和师兄弟练拳一个半小时。这里习武气息浓厚，太极、形意、八卦、岳家拳、巫家拳，人人都会好几种，很多人都是武术冠军，我有种穿越到古代的感觉。

吃过早饭后跟纪药师坐诊，来的大部分是复诊的病人，都表示一周服药有明显效果。中青年肝郁的比较多，老年人阴虚火旺较多。印象最深的是一位60岁左右的老太，说1998年发大水时得了风湿瘫在床上半年，到现在也没好彻底，一见水就全身疼。她是前几天一个偶然机会看见别人喝纪药师开的颗粒剂，她把人家喝完的包装袋留着，按照地址挨着门店问，找了一天才找到纪药师的国医馆，正巧赶上纪药师今天坐诊。她就像找到救命稻草一样，做医生真的要非常体谅病人的痛苦。

10月14日，纪药师今天在国医馆坐诊，我跟诊，因为没有系统学过中医，属于半路出家，连抄方子都做不了，只能在旁边观察病人，学习纪药师如何与病人沟通。今天来的病人很多都是时代病，比如肝气郁结、脾胃虚弱、不孕不育。

第一个病人是一位40岁左右的女性，气质优雅，穿着入时，浑身上下干净利落，可是没有月经了，纪药师说她是早衰，功能退化。我想到

《了凡四训》里袁了凡先生自我反省的第一点：有洁癖，现代人都把注意力集中在外表的干净，而不重视心灵的洁净与修养。

二、自己把事情看穿了、看破了，比用穿破石、穿山甲还有效

后面有几位女性都是肝气郁结。前天有一位女企业家来看病，她有乳腺瘤，坚决要求用穿山甲等名贵药材，虽然很贵，还是舍得花钱，要不然自己死了，老公还不是再娶别人？纪药师对我们说，越是贤妻良母越是肝气郁结厉害，看上去脾气好，实际上垃圾都丢不出去，时间长了就像毛线一样打结了，形成乳腺肿瘤、子宫肌瘤、卵巢囊肿。中医是把这些"毛线结"再一圈圈打开，比如穿破石治疗肝气郁结很有效，连石头都能穿破，那穿透力不一般啊。不过人最终还是要想明白了要顺势而为，人生不如意十有八九，所以很多时候拼的是心态。自己把事情看穿了、看破了，比用穿破石和穿山甲还有效。

三、正确运动，气聚丹田

下午有一对小情侣来看病，调理身体准备生小孩，一看都是脸色暗黄，阳气不足之症，空调房里待久了。女孩说不爱吃米饭但是运动很多，经常去健身房练瑜伽等，怎么还气虚血虚了。

纪药师告诉她，首先人一定要吃主食，米饭、馒头是最符合人脾胃的，菜大都有偏性，或凉或热。其次人是靠气生存的，锻炼的方法一定要对，不要把气练散了。比如，有人每天走路几千米，可是一边走路一边讲话，气都散了，正确的做法是，上气一沉，下气一提，聚在丹田，大步流星地走。所以传统的功夫里都有收势，把气通过印堂、膻中降下去，最后收在气海。想想古人多聪明，气海，就是所有的气都聚集的地方，我们每天做事耗神耗气，每天一定要把气收回来，时间久了就是炼丹了，自然不会得病。我想起昨天的一个病人，面色发黑，像一节枯木坐在对面，完全没有生气。他走后纪药师说他是肺癌。我不知道这个病人能不能治好，只

是非常强烈地感受到人正气不足时真的如同朽木，一团死气。所以要养好自己的浩然正气，不仅要锻炼，也要注重内心修养，心要正，要无愧于天地，不可心怀鬼胎，产生恶念，因为恶念一生，形神就不统一了。正所谓"正气内存，邪不可干"。

我把脉的水平还不高，加上听不懂黄石方言，所以一直是在观察病人，其实人的外貌性格行为都是他内在的反映。比如有个中年妇女，别人还在看病，她就闯进来，分诊人员让她去挂号，她很不屑地说："我是来复诊的，挂个屁。"我们都没理她。她似乎也觉得没趣，就像一拳打在棉花上——使不上劲儿，还是去挂了号。但是后来看病拿药，又进进出出四五次，来问各种问题。纪药师说她肝肾阴虚、脾虚，我在笔记上加了一句：多疑。她好像永远不信任别人，心存疑虑，思虑过多会伤脾。想想现在社会上这样的人还不少啊。

四、很多病是吃出来的

不过今天碰到一个非常体谅人的病人，30岁左右的女性，她问我是不是来学习的，我说是的。她说："那你要多把脉啊，来，先拿我练手。"我当时很感动，就开始给她把脉，后面遇到健谈的病人，纪药师把好脉我再把。然后和他对一下，进步较快。有个老太，糜烂性胃炎，比较厉害，我感觉她右手关部的脉都散了，现在身体都很虚，一动就出汗，吃不下东西，还经常胃痛、反酸。胃为后天之本，胃坏了，吃什么都不消化吸收了，所以身体就会虚。用纪药师的话描述："她的胃已经快被挥霍完了。"人年轻时胃有点问题一定要调好，要不然到五六十岁就来不及了，那时候就只有等胃功能一点点衰退，再到最后倒下，就是胃溃疡、胃癌，就不好治了。其实养胃也没那么难，要忌口，要吃当令当地蔬菜食物，晚餐要以素为主，萝卜白菜保平安啊。现在交通方便，人们吃得非常乱，饮食不节，水果又吃太多等，都是罪魁祸首。

今天一天下来纪药师看了几十个病人，觉得他真的辛苦，每个病人都要沟通、切脉、开方子，还要告诉他饮食禁忌，讲解得病的原因等，像是现场考试一般。听说最多的时候每天看上百人，大部分是预约过的，专门来挂纪药师的号。医者仁心，大爱无疆。在这个浮躁的社会里，坚持自己的梦想，用心去做好一件事情，保留内心的宁静，真是很美妙的事情。

对都市白领女性的忠告：保暖

自从我辞职学习采药以来，接到很多同事、同学的电话，为自己或者家人询问调病养生之法。最近我写的一些文章也引起了大家的注意，感谢大家鼓励我这个中医爱好者，我很感动，也很欣慰，所以打算结合我自己的经历及跟诊感悟写一些文章，主要是针对都市白领的健康养生，若能启发帮助到大家，也算是对大家的回报。

记得前天有位老年人来看病，纪药师说他是寒性体质，让我把脉，我感觉他一派虚像，脉很沉很细，问他是不是很贪凉，他说："没有啊，不过年轻的时候一年有一半以上时间在单位吹风扇，而且昼夜都吹，主要是为了吹走蚊子，不是为了乘凉。"我听了表示愕然。为了赶蚊子，把自己的身体搞成这样。他说："都过了十几年了，寒气还没出来？"我们说："你都没有时间让它出来，它如何能出来？就像把贼关进来了，你不赶它出去，它就躲在某个地方，等你身体正气不足了来捣乱。

想想我们现在的生活环境，夏天离不了空调，写字楼、地铁、商场、家里到处都是冷气，而且都是不花钱的，就像拿高压枪直接往身体里打冷气一样。再看看爱美的女孩子，还是穿着超短裙、超短裤、吊带衫，现在还有一种衣服专门露肩膀。还有些人天很冷了，还不穿袜子，俗话说，寒从脚下生。这些寒气都会进入体内，时间长了就会面色苍白、乏力、痛经，甚至不孕。年轻时感觉不大，因为阳气足，等过了 35 岁，女性的体质会急剧下降，到时候各种病证就出来了。我以前有一个同事，大冬天喜欢穿真丝或纱质的衬衣，或者夏天才穿的短袖，飘飘若仙很好看，北京的暖气温度室内有 25 度以上，所以外面只穿一件羊绒大衣。那时我也提醒她，还是要穿贴身的棉毛衫。过了几年再见到她时，一把脉，还不到 40 岁的身体基本是强弩之末了，是硬撑的。所以建议女性白领办公室里多备一两件西装外套或者披肩，也是一样温暖动人。

有些女孩喜欢吃冰激凌，喝冷饮。以前有同事，刚工作不久，很瘦弱的女孩，8 月初的某天中午发现她拿了一大杯冰激凌在吃，我提醒她别吃了，她的身子骨可能受不了这寒凉。后来她看我开会去了，还是吃完了。当时我想，也许到秋分她就该发高烧了。结果刚到立秋，她就打电话请了病假，高烧几天都不退，过了一周才好，非常伤阳气。这基本归功于那一大杯冰激凌啊。还有很多女孩要减肥，基本不吃主食，改吃水果，喝牛奶。水果大多都是阴寒之物，成人也不适合喝牛奶，非常阴寒，越吃脸上的痘痘就越重。

还有人便秘，也是总吃水果，实际上这些人是寒秘，越吃越拉不出来，要吃些温热的调养才行。我自己在北京、上海工作了十几年，最初几年也不注意保暖，但是过了 33 岁，就经常感冒了，身体素质很差。那时候不太懂中医，又很少吃西药，生病基本都是扛着，与疾病做斗争。现在知道其实日常生活中稍微注意一下饮食和生活习惯，就可以保持健康了，不用搞得像打仗。比如，节气前后三天要静养，尽量不要妄为，不要出外应酬，平时感觉受凉了可以喝点姜糖茶，感觉气虚，可以泡些枸杞、红枣、黄芪、甘草，女性可以加些玫瑰花、桃花或者参类，这些都是中医里的上品，常服对人体也无害的。

另外晚上要泡泡脚，泡到额头微微出汗为止，可以加点艾叶、红花、干姜等。月经之前一周适当吃点逍遥丸，做做艾灸，都是防患于未然的上策。纪药师说中药治病的原理是调和阴阳，使脏腑都保持平衡状态，你倾斜一点，它就用另一边的药把你拉回到中间，你倾斜得越厉害，用的药毒性越大。所以不要等到身体倾斜太大了再用药，为时已晚了。

所以，健康从保暖开始吧。

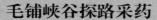

毛铺峡谷探路采药

毛铺峡谷有三个谷，我们今天在一个专门搞户外训练人的带领下去探路，为下周的采药做准备。我们走的第一个谷，是最简单的，也是户外训练的初级路线。纪药师跟这个教练认识多年，叫他老兵，应该也是当过兵的吧。我们很快就到了目的地，刚下过雨，路还有点滑。纪药师说："毛铺峡谷里有股很大的泉水，被当地的劲酒公司围起来，专门来酿酒用，他们的毛铺苦荞酒就是用这泉水做的，堪称"黄石茅台"！这酒我也喝过，味道的确不错。

一、保哥的《云水禅心》令人醉

峡谷里凉风徐徐，清泉潺潺，保哥立刻陶醉其中，旁若无人地站在一块大石头上引吭高歌："空山鸟语兮，人与白云栖，潺潺清泉濯我心，潭深鱼儿戏……"这首《云水禅心》，听保哥吹过笛子，在壶中天听他弹过琵琶，每次我都听得很入迷，可是似乎都没有今天的好听，也不由得跟着唱起来，心里的烦闷一扫而光，比吃药快多了。人就应该这样与自然融为一体啊！路上很多油麻藤缠绕着，还有个天然大秋千，我赶紧坐上去荡一下，顺便休息一会儿。这时听到保哥由忘情歌唱变成了深情朗诵："风吹山林兮，月照花影移。红尘如梦聚又离，多情多悲戚。望一片幽冥兮，我与月相惜，抚一曲遥相寄，难诉相思意。"看保哥那投入的样子，我们都笑着说，保哥还是个很浪漫、很多情的人啊！

二、徒手攀岩入峡谷

但是很快我们就不浪漫了，这个峡谷比上次那个"不太平"的太平峡谷更"不太平"，这里基本都是九十度的坡，我们没有任何防护措施，下面就是潺潺流水和大石头，我只能手脚并用，不敢懈怠。同行的小姑娘韩阳阳刚毕业不久，是内蒙古人，喝白酒绝对猛，没想到爬山更猛，我感觉她都是漂移的，不知道怎么飞过去的，我只能一直紧追不舍，纪药师不断地在前面"鼓励"我："这里好爬多了，赶紧上来。"我总是满怀希望，可是到那里一看，标准九十度的陡坡，比刚才的还要陡些。他们已经都上去了，纪药师就趴在上面给我们录像，要留视频记录的话我也不能太怂了，大叫一声："胆主决断！上！"因为我知道现在是回不去的，下去更难。平生第一次感受到了没有保护绳索徒手攀岩的滋味，明白了年少读书时在日记本上写的那句座右铭：就当身后是悬崖！

三、千年老鼠屎——天葵子

峡谷里有很多蕨类和藤类，比如抱石莲、络石藤、南藤，还有紫背天葵，又叫千年老鼠屎，我好奇这植物挺俊俏的，怎么和老鼠是亲戚？保哥说："因为它的根入药，叫天葵子，样子像老鼠屎，而且永远长不大，所以叫千年老鼠屎，也叫千年耗子屎。"原来如此，我赶紧挖了一棵天葵子看看，黑乎乎的一小坨，果然像老鼠屎。在两边的悬崖峭壁上，我们发现了岩白菜，这是治疗肺癌的好药。老兵听纪药师这么一说就施展轻功，飞檐走壁去采了好多，晚上可以喝白菜汤了。

四、长在风口的防风

转过一块大石头，突然感觉风呼呼的，很大，纪药师大声说："看，这里就长防风。"早就听说过"玉屏风散"里的防风，以前有人说它像屏障一样，我总是想象它应该是像魏巍描写的白杨树那么挺拔，于是赶紧跑上去问："在哪里？"纪药师指着一棵很弱小的苗说："这不是吗？"我当时感觉落差太大了，这么弱小，能防风？不过看看这个风口上还真的没什么其他植物了。中药真是神奇！保哥说防风根入药，是长在石头缝里的，很长，很多，所以能把窟窿都堵住，起到"防风"的作用，他还讲了一个小故事："在一个荒漠里风特别大，一个老妇人有三个儿子，为了挡风，他们都认为自己的方法最好。大儿子在门前用砖做成一道墙，可是风很大，一吹就倒了，二儿子用篱笆也做了一道墙，风还是吹倒了，三儿子没什么钱，就弄了点石头和砖垒起来一个破破的墙，风从石头缝里吹来要倒的样子，然后三儿子跑去找了一种草种在墙缝里，说也奇怪，风越大这草长得越好，然后把所有的窟窿堵住了，从此之后他们家再也没有风从大门那里吹过来。这种草就是防风。"保哥讲故事总是娓娓道来，真不愧是故事大王啊！

参观江西九江森林植物标本馆有感

今天纪药师带我们五个人去江西九江参观一个森林植物标本馆。馆主叫谭策铭，是纪药师前几天去大连出差时在会上认识的。谭老师于1992年自己创办了这个标本馆，经历了各种挫折，终于得到了政府的支持，2014年他们才迁到了九江沙城工业园。

一、标本也是艺术品

谭老师见我们来了这么多人，很高兴，一下车他就迫不及待带我们参观了。一进展厅，各种森林植物的标本映入眼帘，一幅幅制作精美，如同艺术品装点了整个墙壁，下面标注了科、目、采集人和采集地点等。旁边有个制作间，里面有几个女工正在制作标本，原来是某个高校采集了很多标本，可是没人制作，都快烂掉了，请谭老师帮忙加工成成品。这些女工手里拿着针线，不仔细看，还以为她们在绣花。谭老师说："培养一个标本制作者要好几年的时间，这工作既是搞科研，又是搞艺术，需要用心来做，真的要把它做成一幅画，让人们从枯萎的枝叶中依然想象出它生机盎然的样子。所以干这个活，心必须要静下来，还不能出差错。"我发现他们缝一个标本时都用两根线分开，便问为什么。他们说，标本时间久了也会脱线，到时候只换一半就可以，避免破坏标本。真是想得很周到啊。

二、标本采集异常艰辛

标本馆一共五层，都标了编号，像个图书馆，其中一层是药材标本。他们说采了很多药材，可是不会用，也不敢用，所以自己生病还是要去医院。纪药师也感叹说："医和药不能分家啊。我们去采药，看到每棵药材，真的像看到救命的菩萨，因为这些药带回去都能发挥它们的作用。这次来也是想取经，做一个鄂东南药材标本馆，让更多的学生和中医爱好者看到这些药材。"还有一层全部是种子标本，都装在统一规格的小瓶子里，很可爱。在一间屋子里，我们看到了一些书籍都是手写的，翻开来看，原来是历年的标本采集卡，都是用铅笔写的，有些还描述了当时的天气，周围的环境等。可见每个标本都凝聚了采集人的心血。

除了植物标本，他们也有一些动物标本。谭老师说，做标本馆最初的几年真的很艰辛，几次都想放弃了，其中有一次是把一万多个标本捐给了国家，暂时渡过难关。但是现在想想也后悔，是因为那些标本捐出去后反而没人管理了，他们去看过一次，损毁的比较多，后来就没再去过了。所以标本的制作和管理同样重要，目前的社会形势下，愿意做这样的事情的人少之又少啊。

三、标本制作前景堪忧

目前谭老师的标本馆与上海及周边的一些大学合作，帮他们制作标本，来维持标本馆的开支，目前有 6 个工人加上他们夫妻俩。我们说："你要开始找接班人啊。"他说："我的儿女都没有兴趣，现在只能在孙子辈里找了。我现在六十多岁，孙子才五六岁，所以我们还要坚持啊。"听到这句话，我们心里真的感到一点凄凉。在国外，这些事情很多是政府来做，或者政府大力支持。在中国，却只有少部分有情怀的老年人在支撑，大部分年轻人都在进行所谓的"经济"建设了。

谭老师感慨地说："现在年轻人都是拿着相机到山上拍几张照片就下

来了，没有人愿意背着桶，拿着标本板等工具上山了。早些年的赤脚医生，一根针，一把草，赤着脚走过田间地头，走进千家万户，用最低廉、最有效的方法为人医治。不像现在的医院，都成了商业单位了，医院的任务似乎已经不再是救死扶伤，而是牟求暴利的。"

纪药师说："我们仍然坚持只用中药，并打算开一间纯粹的中医院。"听到这儿，谭老师非常高兴，说："现在在中国已经找不出一家纯中医的中医院了。全国上下都在引进各种最先进的设备，殊不知这既丢了老祖宗留给我们的宝贝，又治不了病，中医院只能跟在西医院的屁股后面，永无出头之日啊。"

后来我们又参观了谭老师自己的草药园，有赤荚决明、双荚决明、火把树、千日香等，我都是第一次见。谭老师说上次在大连开会，前后几天他们又采了几箱标本回来。我感觉他们都对标本如醉如痴了。

下午临走时谭老师送了我们两本书，一本是含有药用植物的拉丁文，一本是《庐山旅游常见的植物》，是他自己花了几个月时间一点点记录下来的。我们也买了很多标本纸，回去之后我们要开始制作大量的标本。

白芷丸——治疗鼻炎的好药

　　最近好多朋友咨询治疗鼻炎的方子，鼻炎似乎越来越普遍了。中医认为：肺开窍于鼻，鼻炎的产生应该是最初肺受寒邪，时间久了，正气不足，邪气就更厉害，进而使脾肾等受损。所以治疗鼻炎应该要治本：温补肺气，健脾益气，温补肾阳。

　　我还专门咨询了一下纪药师关于鼻炎的事情。他说："鼻炎不严重的打喷嚏多，严重的还是挺痛苦的，睡觉时要张着嘴巴，记忆力下降，头晕，人不舒服。治疗鼻炎西医没有什么好办法，有手术治疗，抗过敏治疗，抗感染治疗，都不是很理想。而且通过做手术只能维持一段时间，做手术危险性也很大，因为鼻中隔血管是很丰富的。我临床看到两例，动了手术之后鼻血就再也止不住了，后来请北京一个专家过来才把鼻血止住。利用中医治疗鼻炎还是很不错的，比如白芷丸可以治疗普通鼻炎，玉蝴蝶丸可以治过敏性鼻炎。"

第 143 期毛铺峡谷采文王一支笔

今天和来自上海的朋友一起去毛铺峡谷采药，小姑妈和姑父不放心我在黄石的生活，昨天从老家赶来黄石看我，顺便也参加采药。虽然都是近九十度的陡坡，大家互帮互助，还是走得很顺利，所有人都感慨自己潜力无限。其实在生活中也一样，每次感觉有过不去的坎儿，当被逼到一定程度以后就都过去了。我很喜欢一句话：水到绝境是飞瀑，人到绝境是重生。

不过纪药师由于连日疲劳，不慎从坡上滑下去了，幸好他替大家背了很多水，起到了气垫的作用，保护了腰和背，但是手上腿上划了几道很深的口子，血流不止。他说苔藓可以止血，于是大家找来一些苔藓，敷上后血立刻止住了，大家都惊叹中药的神奇。纪药师好像并不在意他的伤口，还是一路谈笑风生。我们采了很多岩白菜、文王一支笔、石菖蒲、抱石莲、淫羊藿、南藤等。

第二天天气很好，大家走了两小时左右，认识了马兜铃、土牛膝、寻骨风、腹水草等。说起腹水草，保哥给我们讲了个真实的案例："纪药师店里有个老员工叫林凯，他奶奶前几年身体不好，腹部有肿块，就去武汉的中心医院治疗，花了几万块钱，也没什么疗效，后来还去了趟北京，也没治好，肿块还在，身体还是很难受。一天，一个采药的老头路过他家讨水喝，奶奶一看是采药的，就随口问了一句：'我腹部不知道有什么东西，好不舒服，有什么办法能治么？'那采药老头就说：'山上有种草药可能有效，且无毒，可以试试。'老头下山的时候给她送来一把。她抱着试一试的心态，煮水喝了两天，第三天就感觉身体舒服了很多，于是不敢懈怠地喝了一阵子。之后，身子已大好，去医院做 B 超检查，肿块也没了，什么病都没了。家人啧啧称奇。腹水草又叫仙人搭桥，就是长一段就落到地上，像个拱桥一样，可以利尿消肿、散瘀解毒。用于腹水、水肿、小便不利等。"

听完这个故事，大家刚好来到一个水库边上，暖暖的阳光洒在丝绒般的草坪上，远处青山隐隐，碧水悠悠，好一处清幽之所。有人提议休息一下，大家便席地而坐，尽情地享受阳光浴。这时保哥吹起了笛子，他儿子已经上高中了，今天也来采药，于是父子俩开始了笛子合奏，青出于蓝而胜于蓝，保哥儿子的笛子水平比父亲还略高些。张叔则在远处笑眯眯地看着孙子，不住地点头，因为是他亲自调教小孙子吹笛子的。我们则听着这"迦陵仙音"，迷迷糊糊感觉进入了天界，心与天女同在。这不是人间仙境，是什么？

法藏寺做义工

湖北黄石东方山，被誉为"三楚第一山"，建了药师佛道场，传说是东方朔隐居的地方，故名东方山，香火一直很旺。今天（农历九月廿四）正值东方山法藏寺建寺三十周年，我和纪药师公司的医生们去做了两天的义工，我被分到了厨房。

昨天晚上看完晚会我们就在山上的弘化禅寺住了一晚，夜里的古庙充满了神秘感。早上三点多就起来了，天还是漆黑一片，我们五六个义工摸黑推开庙门，当时真有种电视剧里的感觉。四点先去大殿礼佛，然后就去厨房端盘子了。这真是体力活啊，每次都是七八个菜一起端，在这里修行的师父很多，来朝拜的香客也是一拨接一拨，吃饭的人就没断过，一直忙到中午十一点多。不过其他义工在夜里一点就起来做饭了，更辛苦。

一、活在当下不执着

法藏寺是女众修行的寺庙，住持头智师父吃完饭后和我们闲聊了一会儿。她说现在人很多烦恼来自"不定"，比如很多居士来寺里，坐了没有几分钟就急着走，可是回去后又总是惦记着什么时候赶紧到庙里来，这个就是不定，没有活在当下，没有抓住现在。既来之则安之，心才会定，才会清净，才会光明。我好像突然明白了：以前我工作非常投入，非常热爱我的工作，那时也是定；可是后来感觉烦恼越来越多，也很迷茫，就开始不定了。自从辞职开始学中医后，又非常踏实了，内心很祥和。以前计划做得很完善，可是心里还是慌，因为总有变化，现在没有计划，生活却很安定，因为事来随应，永远活在当下。不先事而为之备，不后事而为之留。我从来就很喜欢 work hard，play hard（努力工作，努力玩）这种生活哲学，工作时比别人努力投入，度假玩耍时也非常投入，这也是活在当下的最好表现吧。我跟头智师父说现在我打坐念头很多，她说："就像烧一壶水，水冷时没有什么，水要开时，才会产生气泡，最后水沸腾了，是所有气泡汇成一股，全部发出来。"这个比喻好形象，我顿时不执着了。再看看"心"字，三个点，哪个都想往外蹦，"牢拴意马锁心猿"就是要修心，俘获心魔，才能悟道。

二、疾是外来的箭，病是心里的火

下午她们诵《药师佛经》，我们也跟着去诵，如果以后给病人看病，药师佛可是我们每天都要拜的啊。头智师父也说现在很多人其实是心病，心病更难医啊。记得费医生也跟我说过，"疾"和"病"不一样。"病"字里面是"丙"，天干里面是火，这里是指心火，心里不平衡了，有忧虑、恐惧、烦恼了，就生"病"了。而"疾"里面是"矢"，是箭，是外来的六邪引起的。疾好治，病难医啊。生活条件提高后，大部分人得的是"病"不是"疾"了。人本自性光明，收起妄想，恬淡虚无，内心清净病自去。

这是我平生第一次在庙里诵经，第一次学会了拜佛，两个小时足足拜了上百次，大汗出了一身，看来这就是练功了。拜佛，其实拜的不是佛，是放下自己的傲慢。想想我倔强的性格，几年前开始学着跪下拜佛时简直是"我若是魔，佛奈我何"的样子，低不下头，弯不下腰，曲不下膝。其实都是自己傲慢的缘故，经历各种坎坷之后，终于懂得随缘，懂得顺其自然。诵经拜佛后感觉浑身舒畅。

三、诵经听经，内心平静

诵经之后医生们开始给师父们看病，可能是她们坐的时间太久，缺乏运动，很多人脾胃都不好，月经不调。这边的医生开方子总是为病人着想，一般用药比较少，尽量用一些普通药，给这些师父的基本是中成药，以便于她们购买。我也教了几个师父八段锦里的动作。我想以后也许应该多教她们打拳，不知道寺里是否允许。

晚上有幸听了来自台湾的如一法师讲《药师佛经》。她讲得惟妙惟肖，神情和曾仕强教授很像，她说她是佛陀的头号粉丝，佛陀开口都是先赞美别人"善哉善哉"，说好啊好啊，可是我们现在人却好像不会说话，开口就是批评，这些与人沟通的技巧可以用在很多方面。如法师告诉师父们应该发挥自己的强项，用无量法门去度众生。比如可以办插花班、合唱团，甚至素食烹饪班、静修班等。佛教音乐的确很好听。在山上住了一个晚上，这里有很多房间，居士到山上都可以住下。晚上还可以写写毛笔字、练练拳，真是静修的好地方。

美食药膳"植物燕窝"——桃胶

最近黄石天天下雨，好不容易下午天晴了，纪药师就说到附近的月亮山采点标本，顺便看看有什么药可以采的。黄石周围都是山，很多人就住在山坡上，我们和刘蛇医三人穿过窄窄的青石板小巷，一直往山上走，大概走了十几分钟，有点气喘吁吁了，我说住山上有个不好的地方，要是忘了东西再回来拿可真费劲啊。纪药师说那就培养出好的习惯，出门就把所有的东西带全了，或者每天就当锻炼身体了。

山路很泥泞，非常滑，我们三个人小心翼翼地往上走，采了侧柏、天冬、二丑种子做标本，还捡了很多皂角。突然前面一片开阔地，纪药师说："这里是一片桃园，我们去摘桃胶吧。"桃胶，我好像前几天在食堂吃过，听他们说这个相当于"植物燕窝"，富含胶原蛋白。

纪药师说："桃胶又叫桃花泪，是桃树上分泌出来的树脂，是自然分泌，或桃树受伤后分泌的，而分泌桃胶有利于伤口自愈。干了以后看上去有点像琥珀。"我走近一棵桃树，发现上面全是桃胶，真的像是流的眼泪。

我说："这个桃树怎么这么伤心啊，流了这么多眼泪，其他的树都没有。"

纪药师开玩笑说："也许这棵是山东移栽过来的，看到你来了，见到亲人了激动得泪流满面啊。"哈哈，有道理，佛家说，一切皆是有情物。我便拿着袋子小心地把这些"眼泪"收起来。刚下过雨桃胶都浸泡透了，很好摘，一会儿就摘了好几斤。

纪药师说："你拿回去，用清水洗了煮一下，可以做肉末桃胶，有点像蹄筋的味道。它不仅口感好，还有药用价值，可以治疗糖尿病、胃炎和胃痛等，对女性来说，就是最好的美容养颜食品。"

我笑着说："我现在不吃肉了，那就直接加调料拌一下就可以了。这东西要经常吃，皮肤变得有弹性，皱纹也没了，那还真是要逆生长了，回去以后人家都不认识我了。"大家大笑，刘叔在旁边也摘了好多野生木耳。看来这几天又有美食吃了。阵阵微风拂面，飘过了一些野花椒的香味，顿感神清气爽，芳香醒脾。所以经常爬山，到大自然里尽情地呼吸到的，不仅是新鲜的空气，还有各种调理五脏六腑的香味；在山里，不仅锻炼了筋骨，也陶冶了情操，这样人怎么会不健康呢？

天色渐暗，我采了点野菊花就赶紧下山了。短短两个小时，已经是收获满满，人也像重新充过电一样恢复了精神。后来我把桃胶蒸了吃，加点盐糖调味即可。在黄石我们已经变得很"任性"，不愿意再去菜场买菜了，而是过几天就跑到山上去采些野菜回来吃，这种来自大自然的鲜味才让人回味无穷，这也才是真正的生活。

体验文王一支笔的神奇作用

　　这几天一直在外面跑来跑去，精神紧张，天气湿冷，又加上前天喝了点茶，我的老胃病又来了，晚上胃隐隐作痛，一夜未睡。昨天刚好文王一支笔打成粉了，纪药师不是说这个是治疗胃病的药吗？近水楼台先得月，我早上一到公司就弄了一大勺泡在杯子里，放了点蜂蜜，搅了几下，喝了下去，有点苦，但是还可以忍受，良药苦口嘛。过了一会儿，感觉胃部有些异样，说不出是什么感觉，但是胃不痛了，人也放松下来。然后又煮了些鸡屎藤、穿破石、丹参茶喝，后来一直有别的事就忘了。中午吃饭时，发现胃口特别好，也不挑食。晚上又喝了一次文王一支笔，今天感觉基本都好了。以前我的胃炎很严重，疼一次基本一周都只能喝粥了，还要不停地艾灸。看来这个药的确是有效的！

第 144 期赤马山采乌饭叶

今天去一个叫赤马山的地方采药，据说那里有很多乌饭叶和乌饭籽，是张叔发现这个秘密的，据说吃了乌饭叶和乌饭籽，白发可以变黑发。我自然很积极，巴不得把它当饭吃，早点把我的白头发"乌"一下。

一、专注认药，第一次自己发现玉竹和黄精

在这里和大家熟了，他们也不把我当外人了，说话不再说普通话，而是大冶话，我感觉像到了国外。以前我听不懂总是喜欢问，自从上次头智师父说过我："该你听到的，你会听懂，你听不懂的，自然不该你听到。不要执着。"那我就专注在草药上吧。路边很多喜树，长的确实很喜庆。纪药师说喜树里的喜树碱有抗癌的作用。还有一种药叫绣花针，上面都是小刺，真的像绣花针，不小心就扎手。纪药师说它可以治疗风湿、肝炎、痛风等病。看来带刺的东西都能通经络啊。现在红红的枫叶已经开始掉落，我捡了一些，打算回来做书签。

突然刘叔大叫："好大一棵天冬。"我们走上去一看，果然，地上部分已经有两三米高，他们也说很少见这么大的，今天带的工具不合适，只好等下次再来挖了。他们每个人都在发现"宝贝"，保哥一会儿叫"黄精"，张叔一会儿喊"玉竹"的，我这不争气的眼睛怎么什么都找不到呢？于是更加专注，突然眼前一亮，一堆杂草里面好像看见了玉竹，虽然枯黄，但我肯定那是玉竹，我也大叫："这里好几棵玉竹！"没想到他们不相信我，

说我肯定看错了，头也不回地继续往下走。我没有工具，干着急又挖不出来。纪药师看我在那里不走了，就又走回来看了看，喜笑颜开地说："还真是玉竹，旁边也有黄精。进步很大啊！能自己找到药材了，不错！"那个时刻，我真是太感动了！团队之间的信任是多么重要啊！

二、采乌饭叶，喝金樱子茶，香甜可口赛蜜糖

下山路上遇到了乌饭树，他们就开始采乌饭叶和乌饭籽，张叔还采了些杜鹃花，说可以直接吃。我们真的有点饿了，又没带吃的，就吃花吧，不变成"花痴"就好，杜鹃花味道也不错。保哥指着路边长的像蔷薇科的果实，说："这是金樱子，你去摘点来，我带了茶炉，去弄点水，我们煮金樱子茶喝怎么样？"我从来没喝过，当然兴高采烈地去摘了。司机王哥刚拿到执业药师资格证，开始大声背诵："金樱子，固精缩尿。"我大笑着说纪药师公司的人都厉害啊，司机也是要有执业药师资格证才行的。

金樱子外面有一层毛，还有点扎手，不好弄，我用剪刀剪下来，摘了一小包，保哥隔着袋子把毛搓掉，用刀劈开，把里面的籽挖掉，剩下的就丢进小壶里了。保哥说金樱子又叫蜜罐子，很甜的。他是个很喜欢喝茶的人，经常自己采茶自己做粗茶，上山时偶尔也会带着他的小炉小壶和四个小茶碗。我又去折了一枝乌饭树枝，上面全是乌饭籽，酸酸甜甜的，也能充饥。摘了一些煮茶喝，很快茶香四溢，远处纪药师他们还在摘乌饭叶，似乎也闻到了茶香，连声说给他们留点儿。

三、11月20日开始背诵《药性赋》

今天终于下决心开始背诵《药性赋》，目标是每天只背一句，记住一味药的药性。此后每次与药柜的黄老师、付老师见面的问候语就可以变成"宽中下气，枳壳缓而枳实速也""栀子凉心肾而鼻衄最宜""黄柏疮用，兜铃嗽医"，听着都很专业。

小小"钻井队"穿破石
——现代人都需要的化瘀良药

11月初姑妈和姑父来黄石看我并参加了采药活动，临走时我让他们给母亲带了点穿破石。这一周比较忙，把这事忘了。昨天给母亲打电话时，问她喝了穿破石有什么效果。母亲说："哎呀，当天晚上喝了就睡不着了。"我吓了一跳，穿破石还有提神的效果？母亲接着说："就感觉身体里有个'钻井队'，一会儿钻钻胳膊，一会儿通通膝盖，反正原来身上有毛病的地方都有反应。不过心里不烦，也不难受。"我听了哈哈大笑，"钻井队"这个称呼真形象！当天母亲拿到药已经是下午，觉得泡茶可能效果不好，就用砂锅煮了，喝了一杯，后来口渴，又喝了一大杯，结果就出现了晚上那一幕。我说我也有类似的经历，10月初刚到黄石时，用穿破石煮茶喝，很快腰痛就消失了。母亲也说最近身上轻松了好多。

纪药师说穿破石为桑科柘属植物，性平，根入药，可以治疗各种肝病、腰腿痛，以及肝气郁结引起的乳腺增生、子宫肌瘤、卵巢囊肿等。它外表看上去很普通，有些树枝上带刺，一般两三米高，它很喜欢生长在石头缝里，在湖北这一带比较多。平时不好采，但是黄石有很多人挖石头，顺便就会挖出一些穿破石的根，我们遇到了就会赶紧采一些回来。记得上次保哥砍下一根粗根来，马上就把流出的汁喝了，这简直是鲜榨穿破石汁啊！

纪药师说现在城市白领金领，每天工作压力大，精神紧张，心情郁闷，还要顶住压力完成工作目标，就像开车时踩着刹车，还要不断加大油门往前冲，这车能不报废吗？其实现在人饮食都不缺什么，之所以各种虚，很多也是因为体内是瘀堵的，气血分布不均。他还打了个比喻：一个城市路口两车相撞，把路口堵了，所有车辆无法通行，一辆运粮的车要从南往北，一辆运水的车要从北往南，走到这里也堵了。城市指挥中心接到信号，北面缺粮，南面缺水，继续调更多的粮车、水车，结果就是城市更堵了，可还是北面缺粮，南面缺水。正确的做法是：想办法把开始撞车的车辆拖走，把司机"教育"一顿，以后要好好"开车"，慢慢地交通就会恢复了。当时听了这个比喻我感觉多年以前自学的中医知识，被他几句话就概括了，觉得这个老师对中医中药的理解的确很透彻了。一语点醒梦中人啊！

穿破石这么有效，我赶紧又给姑妈打个电话，因为她说右侧手臂和腿部发麻快一个月了，不知道穿破石是否起作用了。她说开始喝了也是感觉体内有股气窜来窜去，一会儿在胳膊，一会儿到脚，一会儿到腰，她问我最后它会窜到哪儿去呢？我笑了笑说："最后肯定是从哪里来到哪里去啊，最后应该是通过涌泉或百会穴排出去的。"其实人体每天都会受外邪侵扰，如果身体强壮，自然外邪进不来；如果身体虚弱一点，即便进来了，体内经络通畅的话，最终它还是会很快排出去的。

我把我们家人的故事讲给纪药师听，他笑着说："你们家都是'现代神农氏'啊。"（据说神农氏肚子是透明的，尝过百草后，能看到百草在体内的运行。）我想，我们可以做一款穿破石袋装茶，就像立顿红茶一样，方便饮用，以后大家每天见面要问："今天你喝穿破石了吗？"最适合城市里"压力山大"的朋友们。

治疗胃气不降——土沉香

上周我感觉胃部受寒，胃气不降，总是腹胀，纪药师直接把我带到生产部，说土沉香降胃气立竿见影。当时土沉香还没做成丸，刚打好粉，我们就装了一小袋粉。我回来喝了两次，的确有效，胃气就往下去了。看来真是"药物对症一碗汤，药不对症论船装"啊。

刘叔和蛇

最近天气冷了，我们上山也少了，而刘叔还是风雨无阻地上山采药。通常他都会风尘仆仆地背着一筐草药来上班，一进门就会兴高采烈地说："莹莹，看我今天采了什么好东西。"然后我们桌上、地上就堆满草药了。有时候他会带回来一大棵天门冬，每个都有手指头那么粗，一棵足有二三千克，有时候带回来一袋子猕猴桃、穿破石果子，或者乌饭籽，我们就会大饱口福。有时候看到这些药，我马上就开始背诵《药性赋》："天门冬止嗽，补血涸而润心肝；麦门冬清心，解烦渴而除肺热。"

可是今天刘叔带回来的是两条蛇，这么冷的天，蛇应该是在冬眠的，可它们还出来晒太阳，刘叔说可能是生病的蛇。他把蛇放在桌上逗着玩，就像平时逗他的小孙子一样。他说："动物都是通人性的，蛇也是如此。你不伤害它，它也不伤害你。"刚开始我还觉得怕，现在也习惯了。跟刘叔坐对桌，每天练的都是胆量，他指不定会从包里掏出什么来。现在刘叔去切药了，蛇就放在我对面的桌上。我还能很淡定地一边打电脑一边对蛇说："你俩乖一点哈，刘叔马上就回来，你俩千万别爬到我这里来就行。"这真不是一般的淡定啊！

Steve 吃西瓜的故事

冬至快到了，北方已经大雪弥漫，南方也阴雨绵绵，冷到骨子里，偶尔去爬爬山采采药，也是一个有特色的冬天。冬天里的人爱回忆，不禁又想起了几年前在北京一家外企做 HR 的时候，一个关于西瓜的故事。

那时候老板 HR 副总裁是刚从美国派过来的老美，叫 Steve，对中国不了解，可是对中国文化却非常感兴趣，平时也很幽默，我们办公室里每天都是欢声笑语。那时我对中医开始有些兴趣，业余时间在北京中医药大学学习针灸等课程，平时总是给同事普及中医知识。

我发现 Steve 非常喜欢吃西瓜，立秋了他还吃。我就提醒说，要少吃或不吃了。他问为什么。我说西瓜属寒凉之物，现在吃多了冬天容易感冒生病。他说冬天感冒很正常啊，和西瓜有什么关系？我说，如果你现在吃了，秋收冬藏，寒凉排不出来了，吃得越多，到冬至前后就会生大病，甚至卧床不起。可是我当时不会说冬至这个词的英文，就直接说 12 月 22 号左右。他听了更惊讶："这么准确的日子，你还会预测啊？我不相信。"我说："不是我预测，因为这是个特别的日子，冬至一阳生，阳气升发，就像种子发芽一样，可是外面包了一层冰，它要破冰而出，就要搏斗一番，就会发烧，人就病倒了。"Steve 终于懂了我说的是冬至，就说是"Winter Solstice"。（夏至是 Summer Solstice，这俩词到现在都记得。）他就是不相信冬至生病和吃西瓜有关系。后来到了秋分他还吃，我又提醒他，过了寒露还吃，我还是提醒他，不过越提醒他就越吃，还跟我打赌，看他到时候生不生病。后来我就不提醒了，也慢慢忘了这事儿。

到了 12 月 20 号左右，我感觉他不是很舒服，加上工作很忙，没有和他沟通很多，但我隐约感觉他感冒了，不过还是每天在办公室。到冬至那天早上，我刚到公司他就给我打电话说他病了，今天不能到公司，我说："你是老板，病了也不用跟我说啊。"他说："你赢了。"我纳闷问赢什么。他才跟我说起两个月前我们打的赌。他说其实这几天就病了，发烧，但还是坚持到公司，就是为了证明他冬至不会病倒。可是今天怎么也爬不起来了，浑身都疼，高烧不退，司机在楼下等了半天，最终他还是决定不去公司了。我听了哈哈大笑，心里想，外国人真是认真啊，我都忘了的事他竟然拿自己的健康试了一把。从此办公室里多了一个 Steve 吃西瓜的笑话。不过我还是嘱咐他千万别吃西药，在家里静养，发汗，自然会好的。

从那以后其他同事经常到我办公室来，说我很神。我说不是我神，是中国传统文化神啊。其实预测、算命都是有根据的。所以不当令的水果蔬菜尽量不要吃。

第 145 期父子山采楤木

这是今年最后一期采药，不仅北大的同学来了，连菜花小四等往期采访的老朋友都来了，真是热闹。爬山时，菜花小四可能跑得太猛了，结果岔气走不动了，我和纪药师赶紧给她点按穴位，并让她喝了一包午时茶，结果她后来一直精神抖擞地冲在前面，我只能感慨中医和中国功夫都很神奇！

我和纪药师的采药"四大金刚"也换上了统一的采药着装：迷彩服。从小有军队情结的我，穿着迷彩服感觉很精神。

这个季节树叶已经凋零，我们采了很多楤木，也叫鹊不踏，因为上面全是刺。纪药师说这可是治疗糖尿病最好的药了。还有一种叫矮地茶，也叫平地木，纪药师说可以止咳化痰平喘。还有紫珠，马鞭草科，可以收敛止血、清热解毒，紫珠颇受女孩子喜欢，因为它长得太好看了，亮亮的，紫紫的，像一枚枚珍珠，摘一串戴在头上或者别在衣服上都很有情趣。

拜师

今天 2016 年 1 月 19 日（乙未年腊月初十），纪药师公司举行年会。纪药师早就有想法要收徒弟，于是第一批弟子就从公司员工里选了。大家前几天就写了拜师帖，最后纪药师甄选了七个人，在年会上举行拜师仪式，其中也包括我。拜师仪式很隆重，刘叔和张叔做我们的见证人，我们七个人都穿了汉服，上香，拜祖师，递拜师帖，给师父师母行叩拜大礼，敬茶，师父回礼，并宣读门规。拜师是中国传统的学习技能的方式，师父和老师是不一样的，俗话说："一日为师，终身为父。"师父就像教自己的孩子一样，不仅传授武艺，还关心弟子的工作、生活、学习和家庭；弟子同样也时时牵挂着师父师母。一个人一生中可能和不同的师父结缘，拜不同的人为师。

纪药师当众宣读门规和对弟子的期望，他说："希望你们无论遇到多大的困难，都能坚持中医，传承中医。师兄弟之间要和睦相处，相互帮扶学习中医中药。"以后无论遇到什么困难，我们都要对中医不离不弃，无论遇到什么诱惑，都不能昧着良心做中医，这也是我们今天举行这个仪式的意义。路，就在脚下……

瑞香花在召唤，我们重新踏上采药路

丙申年已经开始了，回顾在黄石的日子，生活如简，心如简。发现最近在日本很流行"极简主义者"，日文汉字里称为"极限民"。"极限民"的特征是舍弃一切可有可无的东西，只保留极有限的生活物品。"极限民"的理念是"最小限的物品，最大限的幸福"。"极限民"们的口号是"我们不再需要物品。"就像乔布斯多少年来只穿牛仔裤加黑上衣，扎克伯格只穿圆领灰色短袖外加黑色外套一样的简单。前几天张叔把我的"至简斋"的印章也刻好了。新的一年里，我也继续做个"极限民"，将物质生活极小限化，将更多的自由时间用做对人类有意义的事，才不会成为物质的奴隶。《道德经》云："为学日益，为道日损。损之又损，以至于无为。"学习是做加法，修道是做减法，开药方就是做加减乘除法。在黄石我每天都在做着生活的加减法，纪药师他们每天都教我新的知识，我也慢慢悟道，慢慢找回了自己！

惯看职场倾轧，惯看众生百态，现在做回了极简的自己，就像山上那些桀骜不驯的药草，无论风霜雨雪，都有自己的世界，自己的生活。其实心里有阳光，哪里都是晴天，无论何时何地，心里都能嗅到那野菊花的芬芳。春天很快就到了，满山的瑞香花、贝母苗、小天南星正在召唤着我们，我们又可以扛着药锄背着药囊跟着纪药师出发了……

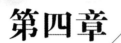

第四章

纪药师采药随笔及讲课实录

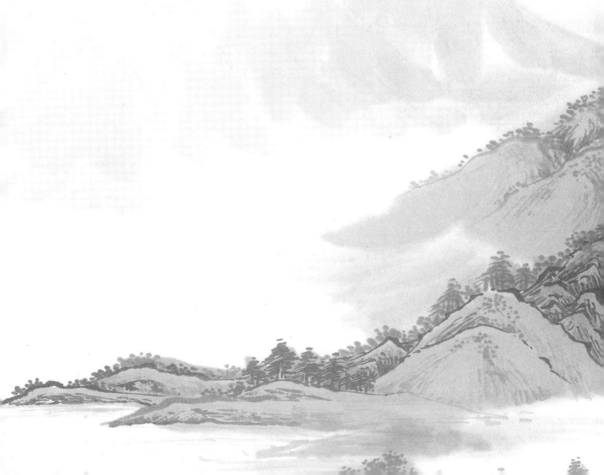

纪药师采药随笔

纪药师在博客上写道："2007 年决定重走李时珍采药路开始，我就打算将这条路一直走下去，我不想说什么，只是觉得我应该把这件事情坚定不移地做下去。2009 年暑假我带着黄石理工医学院 36 名学生去庐山实习采药，我只是一名客座讲师，学生实习的事情其实不需要我操心，但是我总认为中医中药是我们祖国的国粹，我希望我们的后辈能够将它继续传承下去，这也就是为什么我会去学校讲课，尽管只是拿着一个月一千多的讲课费……"

一、公司春游——我们一起去爬山采药

这么多年来，我对中医药的热爱可以说是狂热，让我坚持到今天，回忆起当初白手起家，一路蹒跚走来，着实不易。正是因为对中医药的痴迷，正是因为志在弘扬中医药文化，我才能走到今天。也许我一个人的力量很有限，但我总希望能够为中医药的发展多做一点，再多做一点；我总希望有那么一天，年轻的孩子能够多出去走走，亲身去体会什么是万物相生相克，亲身去感受一下大自然的神奇和奥秘；我总希望有那么一天，孩子风寒感冒了，我们首先想到的不是打点滴，不是抗生素，而是麻黄桂枝汤；我总希望有那么一天，我们的后代能够讨论《黄帝内经》，交流着养生之道。

正逢春日，满山映山红开放的时候，公司一年一度的春游也要开始

了。这几个月，公司招聘了一批即将走出校园的学生，为了让这群年轻的孩子感受企业文化和中医药的博大精深，增进新老员工之间的感情，使员工认识到团队协作的重要性，我们选择分两批带领所有员工前往李时珍的故乡——黄冈蕲春的太平峡谷爬山识药。

说实话，组织这次集体春游，心里确实有些忐忑，太平峡谷是当年李时珍经常采药的地方，因此又称药王谷，不同于一般风景区，穿越峡谷的路比较险峻，许多地方没有路，只能攀悬崖爬瀑布，一个不小心，后果真是不堪设想。但是过程中，员工之间充分发挥团队精神，互相扶持，互相帮助，所有人体力透支后，最终顺利到达峡谷，一览大自然美丽风光。

全民总动员，自然是少不了我们中药柜的老师傅了。看看，在悬崖峭壁边，年轻的小伙子一前一后，并且主动站在比较危险的地方，让老员工也能够顺利过去，这样的精神不正是我们工作中所需要的吗？

二、带领 2011 级药本学生采药大别山

2013 年 5 月 16、17、18 号 3 天，带领湖北理工学院 11 级药学本科两个班学生到大别山区薄刀峰进行采药、认药现场教学，一行有学生 54 人，老师 3 人，还有黄石中草药协会会长、秘书长、老张师傅和公司员工 3 人，加上我一共 64 人。队伍很庞大，所以一路上大家都很注意安全。虽然每一届都要带学生出去采药，但万事都是不能疏忽的。

薄刀峰位于湖北罗田县，大别山主峰天堂寨西侧，海拔 1408.2 米，属大别山国家森林公园。

16 号一大早，学生们都兴致勃勃地在学校公寓门口集合，大家对这次采药活动充满期待。七点半汽车准时启动，向薄刀峰进发！

一路上欢声笑语不断，经过三个多小时的颠簸，车子沿着盘山公路终于到达半山腰。中午大家都吃了自带的干粮，然后全体分为四组，由张松宝、项会长、老张和我各带一队，分头入山找药。学生们学习热情很高，看到一种植物就会问药名、药效、科属。

薄刀峰也来过几次了，2007 年发起"重走时珍采药路"活动的时候这里就是一站，每一次来都会有收获。只是希望旅游景点的开发不要破坏森林植被，那些稀有的物种能够得到保护。

到达山顶，看山间云雾缭绕，如同仙境一般。虽然爬山很累，但能欣赏到如此美景也是值得的。

学生们都争相挖药。年轻的小伙子们使起锄头来还有模有样的。

晚上的篝火晚会，大家围在篝火旁唱歌、跳舞，听保哥吹笛子，对学生们而言，或许这样的经历会一辈子铭记的吧！

夜里，大部分人都睡在帐篷，第二天晚上下雨了，早上醒来帐篷和睡袋都湿了。

17 号一大早，老张和项师傅就出去找药了。收获还不小，还发现了水晶兰呢！这种晶莹剔透的美丽植物在一般的环境中可是生长不了的，它们只能生长在堆满落叶、湿度在百分之九十以上的丛林深处。

第三天临走前，教中药的老师要给学生们考试了。三天的时间，可不是来游山玩水，多少也应该学点东西吧！

最后，考试结束，认药最多的前六名同学获得了奖金鼓励。

三、斗方山上偶遇蝉花

2014 年 7 月 7 日，黄石的雨水持续快一个月，对我而言这是种磨炼，因为无法上山采药，今天实在按捺不住，就冒雨去寻访了浠水的斗方山，没想到就遇到了蝉花，且收获颇丰，真乃一大喜事。

"身体常使小劳，则百达和畅，气血失养，精神内生，经络运动，外邪难袭，譬如水流不污，户枢不朽，皆因运动是也。"在繁忙的工作之后，上山采药，亲近自然，放松一下也是不错的选择。

纪药师的文章

一、中医的致命伤

身为一名普通的中医，对于现今社会中存在的种种现象感到担忧。现今社会经济主导一切，与经济利益挂钩的思想比比皆是，很多刚出社会的大夫只想快速练就高深的治病本领，只想找偏方秘方然后赚大钱，不问其中何理，这不应该是一名医生应该做的。古时的医生都以治病为先，体会百姓疾苦加以仔细辨证反复论证思索，经过漫长的临床和理论的累积才成为我们所敬畏的中医名家。其实中医并非如此之浅薄，其道理也并非如何高深，只在于是否能领会其中的道理，古人云"医者意也"，也许就是这个意思吧。

到了思考中医的这个地方，有一些话不得不说。我在黄石阳新县农村见过这样一个病人，此人偷西红柿被蛇咬伤后不久便倒地，被发现后脚部明显水肿起了脓包。当时围观了许多人，有的被吓哭，有的焦急，有的喊"救命"，更多的是无奈，因为村子里没有一个像样的卫生所，更别提医院了……此时有一老头挺身而出，他来得恰是时候，很有经验地对其家属说："我乃祖传中医世家，行医40余年，现有一家传秘方对毒蛇咬伤有神奇疗效，包你一星期全好。"然后连忙拿出药方说："200元包治好，便宜又好，有问题找我！"被咬之人服用一个星期后，脚部出现了明显的糜烂，有污血，后又请教一阳新知名治疗毒蛇咬伤专家——刘元发医师，这才知道那人所给的药方并非治疗毒蛇的药方，根本不对症。由于病情急剧恶化，刘医师建议他去医院做正规检查并且给他开了中药方，虽然糜烂、水肿消除了，但由于治疗不及时最终的结果只得锯腿保命。悲哉！原本可以治好的病居然落得这样的下场！我们不得不思考为何会这样。

我常常思考生命的本质，中医的发展。到现在，看到天下的百姓为疾病所困，究其原因，归属于医德的问题以及中医的现状。医生为什么能够"不为良相就为良医"，不正是说人的身心与社会是一个整体吗？不懂装懂，凭借所谓"秘方"以及自称"治百病"的江湖骗子更可恶，医者，德也，不要为了自己的私欲而做些伤天害理的事情。中医发展任重而道远，现在的江湖庸医、江湖骗子以及为私欲而违背道德的医师比比皆是，这些人像污点似的充斥在中医这块净土里，自始至终都阻碍着中医的发展。

也有一些医生趋于现今社会的压力对中医没有信心，无奈转投其他领域，更有人还反过来讽刺中医，实在令人伤心无奈，不过我相信大多数的人还是热爱中医并希望投身中医事业的。由此个人认为没有仁心、恒心、耐心都做不得一名合格的中医，只会使自己偏离方向而变得不伦不类，然美其名曰"中医现代化"。首先学好基础做好临床再谈现代化吧。我们的任务是学好并还原中医本质并加以发扬。所以请各位思考清楚，想瞬间致富成名的不要涉足中医，因为中医就是苦行僧。

因此中医的致命伤最根本的乃是医德与人们观念的问题。

二、失落的中医

有着五千年辉煌历史的中医，凭借其博大精深的理论和独特而又神奇的疗效，护佑恩泽着华夏子民，一路走到今天。翻开中国的医学史，我们由衷地感叹张仲景、华佗、李时珍这些医圣大家，他们愈疾如神，把岐黄之道发挥到了极致！中华医学曾经灿烂过辉煌过。

然而时至今日，岐黄之道在华夏已如日落西山，再也难窥往日的华彩，我们很难再看到医之圣手了。这是中华的不幸，也是全人类的不幸！

让我们一同来看看现如今的中医，看看它究竟是什么样子。

观我国中医的医、教、研，我们没能看到一个真正中医的影子。先谈医，偌大的中国大大小小几千家中医院，却没能看到一个真正意义上的地道中医院，全都是中西医结合医院，且以西医为主中医为辅，说白了中医只是个摆设，门牌上写着不伦不类的神经内科、心血管内科、内分泌科、消化内科。请问中医有神经、心血管、内分泌之说吗？没有，你的招牌上写这些东西干吗呢？CT、B超、X光、核磁共振、胃镜、阴道镜、影像科、检验科等但凡西医院有的中医院都有。再看看中医院里的中医们，对病名的诊断用的是西医的病名；病情的解释是用西医的理论，满口都是西医的术语，诊台上你看不到脉枕，有的只是血压计、听诊器，如果不是大门外高悬着的某某中医院的招牌，你能分得清它是中医院还是西医院？来个病人好了：化验单、CT、B超、X光、核磁共振，一来先查查去，接下来是中药西药一起用，大多开的是西药和中成药，因为不会用中医的思维辨证施治，故而大多不会开中药的草方，即使是开了些草头方，那也是套西医的病而开，中医的病名俨然只是个摆设，也只能在中医的教科书里找到它的影子。以病套证型搞对号入座，完全抛弃了先贤仲景辨证论治思想精髓。写出的病例是中西医大杂烩，西不西中不中，莫衷一是。不知要表达什么，又能说明什么，这还叫中医吗？纯粹是四不像！中医怎么会是这个样子啊？明明自己是中医不去望闻问切，脑袋上却挂着听诊器，化验单开的比真西医还牛，这些个中医院里的中医即是假中医，伪中医，又和西医挨不上边，既不是真正意义的中医，又不是西医。所有的这些怪现象其实都是中西医结合结下的恶果！

再谈中医教学。神州大地上，放眼望去中医药大学包括学院三十多所，可让人百思不得其解的是：睁大眼睛，你都找不出一所真正意义上的中医学府，全部都是中西医结合学院和大学。所设课程时段安排上，三分之一时间用来学西医，三分之一时间用来学中医，还有三分之一用来学其他课程。中西医本是两种截然不同的学术体系，对人体的解释和疾病观有着天壤之别，可就是这样两种风马牛不相及的学术却硬是同时塞进了中医学子的脑瓜里，两种医学一是阴阳五行，一是骨骼细胞，两种学术在脑中打架，不知该信谁的为好，搞的这些可怜的学子苦不堪言！辛辛苦苦学了几年，最后是西医不通，中医不明，更不要谈为病人看病了，根本就不会看病！

再说说中医药的研究。翻开国家级的中医杂志，更是让你痛心疾首，映入眼帘的尽是些从西医的角度和用西医的方法来研究和验证中医药的疗效和理论是否科学，病名用的是西医的病名，研究手段是西医的，仿佛中医就不曾有过病名，中医药的理论都是不确切、不可靠、站不住脚的东西。试举几例：《辨病与辨证相结合治疗萎缩性胃炎》《保元活血颗粒治疗老年 2 型糖尿病气虚血瘀证 40 例》《天智颗粒治疗血管性痴呆肝阳上亢证 246 例》，看看吧都是这些不伦不类的东西！

可以说中医药被硬生生地割去了其本质的东西。个人觉得现在应该：

1. 成立真正的中医药大学（大学老师要严格考核，竞标上岗，要能够精通四大经典），以培养地道的中医药人才，允许个别中西医结合大学存在。

2. 在全国成立真正意义上的中医院，允许个别中西医结合医院的存在。

3. 中医不能开西药（更不允许西医开中药），不可用 CT、B 超、化验单等西医的那套检查方法。

4. 积极地开展用纯中医药对危急重症及传染病进行防治和研究。

如果能够实现以上四项，那中医药的起死回生指日可待！岐黄之道的传人们，回归中医吧！翻开那充满大智大慧济世活人的《黄帝内经》吧！捧起那用生命著就的，横扫千年瘟疫的《伤寒杂病论》吧！我们要重塑大医形象，让这千年的岐黄再放夺目光芒！

三、老年人少感冒是福，青少年少感冒是祸

说"老年人少感冒是福"，会有100%的人赞成；说"青少年少感冒是祸"，会有95%的人反对。看完下面的理由你就会恍然大悟——我说的确实是那么回事。

1. 老年人少感冒是福

由于老年人年龄的关系，身体各个器官陆续进入衰老期，各种功能开始衰退，抵抗力下降，容易患病。如果老年人经常感冒，感冒的症状常常较重，患病时间会长，更糟糕的是老年人常常有基础病，例如高血压、心脏病、糖尿病等，常常会因感冒引起并发症，危害身体健康。因此说老年人少感冒是福，是千真万确的真理，会有100%的人赞成。

在我们的生活中，确实可以发现有一些老年人很少感冒，古代有康熙，是中国寿命最长的皇帝，平时很少感冒。现代我们也常见一些人很少感冒。但是并不是所有的老年人都很少感冒。这是为什么呢？

通过对老年人感冒问题的专题研究发现，老年人不经常感冒的原因是：

（1）体力。在不经常感冒的老年人中体力强的占45%，体力强的人抵抗力也强，不易感冒，即使感冒了病情也轻。

（2）病历。在不经常感冒的老年人中没有其他疾病的占30%，这些人外表看体质一般，但没有其他病，也不易感冒，即使感冒了也症状轻，易好。

（3）经历。在不经常感冒的人中还有一类人，看体质瘦弱无力，查病历高血压、心脏病、糖尿病等常常有一样或两样，但就是不经常感冒。为什么？

这就是经历的重要性。全世界流行的甲型H1N1流感病毒患者，60岁以上的老年人很少，即使有症状也轻，为什么？主要原因是这些人有一部分在过去甲型H1N1型流感流行时，被甲型H1N1型流感病毒感染过，有

了经历，有了抗体。

老年人经历的感染次数多，体内的抗体就多，虽然外表体质不是很好，还有些基础病，但这些基础病是由于生活方式引起的，与外感没有太大的关系，在这个时候，经历就是关键因素。

2. 青少年少感冒是祸

说"青少年少感冒是祸"，很多人不理解，甚至强烈反对。请你耐心看完，对你，对你的孩子，对你的家人是大有好处的。

（1）细菌和病毒是自然界的永恒，是不可缺少的。人类目前消灭了天花，但永远消灭不了天花病毒。在人类的周围，体内外到处都是各种细菌和病毒，人类生活在细菌和病毒的海洋。

（2）人的一生时时刻刻都在和各种细菌、病毒接触、斗争，细菌、病毒是永远回避不了，逃脱不掉的。人只能在不断斗争中成长，在与细菌、病毒不断斗争中增进健康。

（3）上帝创造了人类，也给了他健康发展的条件，时时刻刻保护人类。在婴儿出生后的6个月内，有母体给予的抗体保护婴儿，6个月后就要靠婴儿自身逐渐增强的免疫力对抗细菌病毒的入侵。上帝关爱新生命，不是让他们与细菌、病毒隔离，而是让婴儿在不断与细菌、病毒的斗争中，增强免疫力。就好像父母对子女娇惯，一切生活工作全部包办，而不是让子女有自己的天地，自己的目标，在实践中锻炼。上帝安排了与人类"陪练"的就是感冒。

"猪圈岂生千里马，花盆难养万年松""温室里的花朵禁不起风霜雨雪"，上帝为了让幼小的生命成长为顶天立地的人，安排了"感冒"病毒"陪练"。感冒病毒具有自限性，一般正常情况下7天治不治都会好。因为感冒期间，有病毒进入人体，人体会本能地启动免疫细胞去战斗，战斗的过程就是发烧的过程。发烧的结果就是烧死了感冒病毒，同时也顺便烧死了其他留在体内的细菌和病毒。因此孩子每次感冒，每次发烧，都是在排毒，排毒的结果是孩子清洁了身体，同时增加了斗争的经验值，就是增加特异性的免疫力。

为了让孩子有更多的经验值，为了孩子成年后少得病，上帝变换感冒病毒的种类，让孩子多长"本领"。因此自然状态下的孩子，必须有感冒的历史，有和病毒斗争的过程。有抗击感冒病毒历史的孩子，免疫力逐渐增强，在以后的生命旅途中，感冒会越来越少。

（4）但是有的孩子是感冒专业户，"逢感必冒"，甚至引发其他疾病，这又是为什么呢？常见原因有三个：

①先天不足。如果新生儿是早产或患有先天疾病，体质特弱、营养不良等原因造成先天禀赋不足，这样的孩子常常是"逢感必冒"。

②后天娇养。在孩子出生后父母娇生惯养，温室里的花朵，环境稍有变化，立即不适应引起感冒。

③治疗不当。治疗不当是非常普遍的现象，孩子感冒是正常现象，感冒发烧是好事，是必然现象。但90%的人容不得孩子发烧，稍有发烧立刻就医。如果经过正确的医治，也好说，但中国的医生大多数滥用抗生素。感冒大部分是病毒引起，抗生素杀不了病毒，但输液等于灌凉水，输液降温是凉水降温，是物理降温。本来感冒病毒进入人体，人体自动发烧去杀死病毒，但凉水降温使孩子体温降下来了，病毒却深入了，壮大了，会出现第二次发烧，而且常常比第一次更严重。

因此滥用抗生素是不正确的治疗，不正确的治疗还不如不治，不正确的治疗伤害了孩子的免疫力，而且拖延了病程，甚至引发其他疾病。

我们知道，感冒的时候，洗个热水澡，喝点生姜红糖水，出点汗，就好了，为什么？因为感冒发烧，立即降温是帮助病毒，洗热水澡、喝点生姜红糖水，是帮助人体发热，尽快消灭感冒病毒，出汗就是排毒。

目前不正确的治疗太多了。孩子遭了罪，父母花了钱，降低了孩子的免疫力，埋下了祸根，还要感谢医生。

（5）正常的孩子很少感冒是祸，因为经历太少，成年后会易感冒，而且症状常常更重。调查大量英年早逝的人的病例，发现因外感疾病早逝的人中，25%是幼年少感冒，50%是幼年感冒治疗不当埋下了后患。

（6）感冒是孩子的"陪练"，没有感冒，孩子就不会健康成长。"逢感必冒"也是不正常的，大多是不正确治疗造成的。感冒特多的孩子，不是"娇生惯养"，就是"治疗不当"。对感冒不要逃避，只能面对。

（7）婴儿从出生第一天开始，就要打各种预防针，预防针的目的就是让婴儿主动接触细菌、病毒，并战斗胜利产生抗体，以后再有同类细菌、病毒入侵就不害怕了。但是感冒病毒很多，人类无法制造这么多的疫苗。一般情况感冒病毒的危害是不大的，正确对待，正确治疗是没问题的。

各种疫苗为什么要从婴儿时期开始使用？因为儿童的体温比成年人高0.3~0.6℃，在此期间应用疫苗，儿童可以在不知不觉中快速产生抗体。如果成年人再用疫苗，就需要大剂量，有反应，出现抗体迟缓，完全性降低。

当然，孩子体温过高，超过39℃，是需要适当降温的。应以物理降温为主，不能降到38℃以下。快速降温对孩子是不利的，甚至是危险的。

经过发烧抵抗感冒胜利的孩子，免疫力显著增强，智力、体力都会提高。滥用抗生素降温的孩子，如果没有其他并发症，感冒7天后也会好，但内寒入里，外表看不出来，以后还容易感冒，有很多隐患常常到中老年的时候才能表现出来。

（8）这个理论最典型的例子是麻疹，小儿得麻疹症状轻，成人得麻疹症状重。得麻疹后如果快速降温，则病毒内陷，轻者病程延长，重者死亡。感冒其实和麻疹的治疗过程类似，要表，要排，不能"闭门留寇"。

因此，我们不但不要怨恨感冒病毒，而且要感谢感冒病毒，是感冒病毒时时提醒我们要注意身体健康，是感冒病毒让我们练习与病毒搏斗，产生经验，感冒万岁！

纪药师讲课实录

大家好，欢迎来到黄石。

首先咱们来讲一讲中医梦的这个话题。

我读大学的时候就在湖北中医学院，大一的时候有个日本代表团过来参观，我作为学生代表去接待，因为那个时候"文化大革命"刚刚结束，带着日本代表团参观了一圈，学校里百废待兴，不像样子，日本代表团就对我们学生代表说："你们这样子还学什么中医呢？到我们日本去学中医吧。"虽然当时也不是什么高尚人士，不是文天祥，也不是戚继光，但是听这话心里非常不舒服。这个话到现在为止，还一直在我脑海里深深印刻着，直到现在，我都想着，不管事业最终能做成多大，至少要尽一点点力量，把中医的真谛找出来，弄清楚。

通过这几天的采药，我发现好几个人对中药的感悟是非常到位的。中医是什么？中药为什么能治病？百草为什么能治病？平日里我们也经常接待国外的朋友，他们就很费解，说："你这些草和树皮凭什么能治病？"这么多年我也是为了力图能弄清楚这些为什么！

我也希望热爱中医、保护中医的人更多一点。做中医其实挺可怜的，在没有做出名之前是没有人尊重你的。

在中国有人巴不得把中医早点取缔掉，包括我们伟大的鲁迅先生。

现在莫名冒出来很多"大师"，鱼龙混杂，把中医搅得乌烟瘴气，当你深入地了解这些所谓的大师，大都是以营销为目的，如张悟本。所以当别人叫我"大师"时，我说千万别这么叫，一叫我"大师"就完蛋了。说实在的，就因为没有真正的大师，那些伪大师就站出来了。

变味的中医越来越多了，很多中医大学，课堂上老师的教学也都变味了。老师在课堂上是按照流程在走，没有真正用心去感受中医中药，我们学的时候医不懂药，药不懂医，这个在中医上是一个很大的问题。

我们知道凤尾草可以治疗蘑菇中毒，我们自己有很深的感受，员工吃蘑菇中毒了，我们经辨证开了中药，服药后缓解，但未根治，采摘凤尾草回来，榨汁机榨汁服用后几分钟所有症状治愈。这也是告诉我们大自然真的很神奇，也告诉我们大自然是一物降一物，有一毒必有一物降之。

以前有人说，中药就是被你们这些搞中医的人破坏的，到处去挖，以前还觉得挺内疚的，最后发现其实不是的，现代化的建设才具有最大的破坏性。我记得不知道哪个小说里面说，宋朝北京是多虎的，你现在还能找到虎吗？找几只蟑螂就不错了，找虎是找不到的。

我们发起"重走李时珍采药之路"的活动，邀请世界各地的朋友都来走一走这个路，其目的，想把我们对于中医中药的感受传递给更多的人，想着有朝一日再把那几个日本人找来，告诉他们，想学中医中药，就到纪药师这儿来。这个是我给自己定的，总想着完成这样的使命。

不了解大自然，永远不能真正的了解中医，了解中国的传统文化。论写诗，永远超不过唐朝；论写词，永远超不过宋代；论思想，永远超不过老子、孟子。我们只能在他们的光环下来讨论，我们只能学习他们的思想，一直讨论是重佛、重儒还是重道，两千多年前，那个时期产生大量思想家，因为那个时候思想和大自然是很接近的，现在的我们，和大自然是脱离的，所以我们不可能产生思想家，我们只能产生辩论家，世间万物应该多用心去感悟。

寻访民间老中医。在学校读书，你会发现，把课本拿出来，没办法看病，或许说看些小病没关系，但是真的碰上复杂的病情，还是要靠经验和感悟。民间老中医，可能没有专业院校出来的人专业系统完善，但是因为他家门口就长那几个药材，他们就用那几味药材用得得心应手。比如，就算告诉你七叶一枝花治疗毒蛇咬伤，真的拿蛇咬你一口，你吓都吓死了，但是民间医生，他们天天用，用得很从容，他知道什么草药敷上去会疼还是不疼，多长时间能消肿，对那几味药特别深刻。民间的很多奇效医术已接近失传，就像中国的武术，你可能永远超不过你的师父，你的师父可能永远超不过他的师父。以前人练武术那是为了保命，一刻不停地练，光有套路还不行，还的有功力，有了套路和功力也不能上阵，还得有距离感、技击感和百战的经验，才能行走江湖。中医也是如此。

在拜访民间中医的路上，我们也曾遇到过很多尴尬的事情。举个例子，于医生，他的父亲在 1949 年被誉为当地名医，于医生后来也是当地的名老中医，他对中医非常有热情，就把自己的大儿子送到北京中医药大学读本科，后送儿子到上海中医药大学读了研究生，儿子毕业回家后，于医生希望其儿子继承衣钵，传承中医，结果他的儿子执意开了个麻将馆，当了馆长，他认为自己的父亲搞一辈子中医不赚钱没有前途。

一、什么是中医、中药

中医是什么？打个比方，夏天买西瓜，学西医的医生买西瓜，抽出一把手术刀，一刀切下去，里面是红的，西医告诉你，这个瓜熟了。然后还舀一勺吃一口，告诉你这个瓜没问题，甜的，但是我们不能把所有的瓜都切开。老中医挑西瓜，先把瓜看一遍，望、闻、问、切，拍一下，然后告诉你这个瓜是熟的，那个瓜是生的，这个熟过头了，但是存在一个问题，就是望、闻、问、切和经验有着非常大的关系。这是中西医的对比，并不是说西医不好，我也从来不说西医不好，不管中医还是西医，对人类来说都是伟大的。

自古医药不分家，但是现代的药材已经变化太大了。比如贝母，现在的药店，川贝大部分不是川贝了，要么是浙贝，要么是平贝，是其他种类的小贝母拿来充当川贝，其疗效自然差了很多。我的一个师姐的儿子咳嗽，我送了一包川贝给她，没要钱，川贝喝下以后咳嗽就好了。后来，他儿子又犯咳嗽，她怕找我我又不收钱，不好意思，就自己花钱去别的地方买川贝，但是喝了许久不见起效。她把自己买的川贝拿来给我看，这是小的浙贝，不是川贝，因为浙贝是很大个的，所以如果想冒充川贝，就会挑没有成熟，刚刚长起来的浙贝。

二、天地万物说——能量——气

我们讲大自然，大自然是如何统一的呢？我们人，植物、动物，天、太阳、月亮，矿物到底有没有联系？人是什么东西？生命是什么东西？其实中医就是在回答这个问题，你弄清楚了中医，也就能解答这些问题了。比如我现在在讲课，手在动，嘴在讲，这是一股能量，是能量在驱使我，就是这个"能量"，让我们与大自然是统一的，大自然中的能量来自于哪里呢？来自于两个方向："duang"的一声，宇宙大爆炸的时候，有一个碎片形成了地球，至今还存留着能量，如火山爆发时候那种能量；大部分的能量，都来源于太阳。我一直担心一个问题，就是在将来，能够把中医解释清楚的人，不是中国人，而是美国人，因为美国有很多关于"生命起源"的纪录片，已经很接近中医了。如在大山沟里，火山一直喷发，就出现了很多生命的不同阶段，有氨基酸阶段，有原始的分子阶段，还有单细胞、多细胞，诠释着动物界从单细胞到复杂生物的所有阶段。其实用中医来解释，中医早就解释过了生命，最早的生命，一个单细胞，根据大自然不同的需求，吸收不同的能量，经过亿万年，变成了不同的东西。从无极生太极，太极生两仪，两仪生四象，四象生八卦，八卦生万物。

还是以西瓜举例，西瓜在长期与大自然搏斗中，选择了夏天成熟，在夏天的时候，太阳光越毒辣，它就长得越甜，但是我们人没有这种能力，说明西瓜在大自然中吸收能量的时候，是吸收"阳"的能量，所以不管怎么晒，阴的能量都能抵抗，我们夏天吃西瓜是为了解暑，平衡我们人在夏天吸收过热的"阳"的能量。西瓜哪里最好呢？西瓜的皮最好，西瓜的绿皮就是为了抵御太阳"阳"的能量而生的。

举例：豹子，我曾经在药厂做检验员，专门检验贵细药材，就是虎骨、豹骨、麝香、天麻这一类的。有一次有一个猎人打了一只豹子，送到药厂，由于豹骨值钱，但是豹肉不值钱，厂内员工就把豹肉刮下来，拿回家烹饪，豹子属于非常"阳性"的动物，性烈如火，全身充满"阳"的能量，我们把豹骨拿来治疗老寒腿、风湿关节炎，员工吃过豹肉后，身体非常燥热，恨不得脱光了出去奔跑。

举例：雪莲，开花温度是 −10 ～ −20℃，为什么在万物凋零的冰天雪地，雪莲可以开花？因为它选择的是"阳"的能量，当我们知道它的生长环境以后，我们自然可以想到它能治疗寒性的病，比如痛经、老寒胃，因为它入胃经，如果胃热，就不能吃，那一吃就变成毒药了。如果胃疼、口腔溃疡、牙疼，再吃雪莲，那牙都掉光了。

很多人都有误区，说是药三分毒，什么是毒？西药的毒，就是真的毒，比如对乙酰氨基酚（感冒药的主要成分），解热镇痛药，感冒了头痛发烧，一吃下去马上缓解，不痛了不烧了，这是它的有效性，但是它的副作用是什么呢？溶解胃黏膜，粒细胞减少，如果长期服用，会导致两个问题，一是胃溃疡，二是白血病。西药的毒性与有效性是同时存在的。

中药的毒性又是什么呢？比方说生姜，生姜是热性的，风寒感冒吃生姜没问题，但是如果风热感冒吃就是毒药。

举例：石膏，矿物药，石膏作为矿物在几亿年的形成过程中，吸收的就是"阴"的能量，我们以前读书的时候做实验，总想找到石膏的有效成分，就如当今的屠呦呦，找到青蒿里的有效成分青蒿素，获得诺贝尔奖。我们当初找石膏的有效成分，就是氨水硫酸钙，放水里不溶于水，有效成分为钙离子。从西医的角度，注射钙的确可以退烧，但石膏里的钙离子太少，不足以退烧。从中医的角度，石膏在大自然中吸收的全都是"极阴"的能量，是中药里最寒的东西，可以治疗高烧。临床上，煎煮第一次，效果很好，煎煮第二次，还有效果，但是煎煮到第三、第四次就没有效果了，但是石膏还是石膏。所以说中药和有效成分并没有关系，只是有的有效成分正好和效果相吻合，但是中医中药不能仅看到有效成分这一点，如果一直坚持寻找重要的有效成分，那就踏上了一条不归路。

我们用最传统的中医理论解释，石膏在大自然中吸收寒气，寒气在水里煮，就溶到水里去了，水就具有了阴的能量，所以喝了就好。

发烧我们也要分清楚，实证的发烧感冒可以用，但是虚证的发烧是不可以用的。

举例：小儿感冒，常用石膏＋水牛角＋山药煎水服用，由于寒气败胃，所以加山药以养脾胃。

三、中医的思维方式

如果地球上没有大城市，只有三四亿人口，那到处都是树林、植被，天为阳，地为阴，太阳为阳，水为阴，在大自然中，木、火、土、金、水、阴阳都是共存的。

中医治病的原则就是想方设法回到人最初的状态，阴阳平衡。而不是对着病毒、细菌就是杀、砍。西医叫杀，中医叫和。

四、神农尝百草

神农不是指一个人，几千年来，诞生过无数个"神农"。

《山海经》中记载的神农，肚皮是透明的，其实并不是肚子真的是透明的，而是指古人极强的感悟能力。现代科技发达，人类依赖科技，但是古人全靠自身对大自然的感悟。如古代流传的言语"鱼鳞天，不雨也疯癫""早霞早霞，等水烧茶，晚霞晚霞，干死莲藕气死蛤蟆""早霞不出门，晚霞行千里"，古人多感悟，所以能有很多思想家。

古人采一株草，吃下去，开始打坐，细细感悟，肚子开始发烧，记下来，此草热；再采一株草，吃下去，肚子发凉，记下来，此草寒。古人还发现身体里的感觉会顺着不同的方向运行，称为"内观"。西医的研究，都是用眼睛看别人，给病人开药，然后观察，问病人感觉如何，病人如果说好一点，有点效果，西医就记下来"有效率高"。西医总是用老鼠、蛤蟆做实验，一针下去，看看它们出现什么反应，有的药对老鼠有效，但是不知道对人类究竟有没有效果。

过去中医所有的中药研究都是在人身上做的，而且都是在自己身上做的。

五、中医的精华：升降浮沉、四气五味

五味子，酸苦甘辛咸五味都有，先尝第一是酸味，入肝经，所以它可以治疗肝昏迷、肝硬化这一类的疾病，也可入肺经，敛肺止咳。

古人就是不断在自己身上感悟吃进去的感受，用无数人的牺牲和感悟换来了《神农本草经》这一经典著作，古人就是用不同的感觉来治病。

我们现在所有的植物，都被古人全部尝遍了，很少有漏网的，我们之所以说中药安全，是因为无数个"神农"用自己的身体为我们做过药理实验，知道哪些有毒，哪些没毒。

《胎胪药录》中的胎胪，保持胎息状态，首先要自己的经络血脉通畅，才能察觉出病的所在。所以学中医的人都会练功，通过站桩、打坐、练太极，首先感悟自身的任督二脉、十二经络。

东西吃进去后，首先感受它的四气五味，然后感受它的升降浮沉，这是药在人体大的走向。还有一个走向就是顺经络走，比如吃辣椒、生姜、大蒜，都属于辣的食物，但是走向不一样。比如吃了辣椒，入大肠经，肛门灼热；吃大蒜，入膀胱经，从小便排。古人就是如此感悟、记录的。再比如枇杷叶，清热的，入肺经，所以清肺热；夏枯草，入肝经，所以清肝热；白茅根，清胃热。同样是清热的，入的经络不一样，清的东西不一样。

想把中药用得得心应手，必须先弄清楚升降浮沉。如高血压，中医叫肝阳上亢，是因为阳气不得控制，向上至头顶，引起头晕，所以需要用平

肝潜阳往下走的药，比如石决明、代赭石，其性质是往下走。

山上的枫叶，味涩，三五片叶子可以治疗腹泻，因为涩味的东西主收涩。

艾条为什么能治病？艾草在植物里是纯阳的，点燃后艾草的红外谱与人体的是一致的，所以和人能产生共振，穿透力最好。艾草中，属蕲艾的阳气最足，能循经治病。

六、阴阳守恒

大自然一定需要阴阳守恒，要阴阳平衡。

在大自然中，一草一木都是大自然的精灵，要敬重它们，它们有时候就像菩萨一样可以救命。

举例：眼镜蛇，剧毒，被咬一口，就是大事，医院都非常害怕，但是在我们刘蛇医这里，是非常简单的事情。毒蛇属于很极性的东西，那么就需要找一个可以中和它毒性的药物，两者中和，阴阳平衡了，病就好了，如七叶一枝花。

上山采药，我把它当成我的工作，当成我的梦想，也当成我的爱好。为了感悟中医中药，为了锻炼意志，也是珍惜传统，为往圣继绝学，为人民服务，这是我的心愿。大家到这儿来采药，希望每个人都有收获，也希望我们成为朋友，欢迎大家能经常来，把这儿当成你们的家。最后给大家看我写的两首诗，谢谢大家！

（一）

不恋尘世夜来乡，宁愿冬夏采药忙。

但得黎民无疴恙，跌扑落崖若寻常。

（二）

荷锄负囊入深山，只在云深苍茫间。

攀崖穿涧行鸟路，野花野草野药仙。

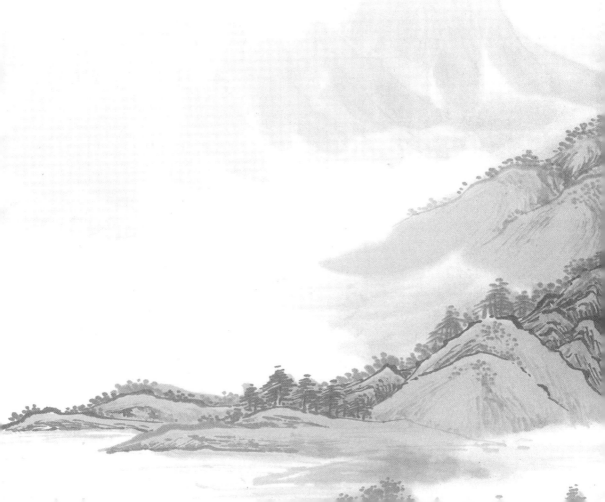

第五章
采药人员感悟

追忆薄刀峰采药之旅（第 2 期）——王继铭

　　2007 年秋的一天，在办公室翻阅《东楚晚报》时偶然看到一则《重走李时珍采药之路》的消息，由黄石纪药师组织中医药爱好者前往大别山薄刀峰进行两日采药活动，一时心动想出去散散心，就按报纸上留的电话报了名。本人对中医药几乎没有什么了解，临时抱佛脚，在当过药剂师母亲的书柜角落里翻出一本"文化大革命"时期的中草药小手册，强记了十来个中草药名，几天后滥竽充数地混进采药队伍出发了。

　　一辆大交通车载着我们来到了薄刀峰下，此行共有四十余人，最年长的有七十多岁，随行的还有阵容强大的媒体记者。纪药师让大家自愿组合分成四个小队，并分发了队旗。大家兴奋地排队签名，还给自己的队伍以中药命名，有千里光队、虎杖队等。我原本怕自己体力不济，爬不动拖小队的后腿，就挑了一个老年人多的队站了进去，事后才发现我判断错误，这其实是很牛的一个队，好几个是常年采药的老药农。不过我也因此结识了张师傅，此后一直带着我在采药之路上前行。

　　上山后，我紧跟着有着丰富采药经验的张师傅、纪药师等，一路听他们时不时地指点着草木说这是天南星，那是藜芦，这是黄精，那是贯众，仿佛山里的草都认识，让我目不暇接。因为还要注意脚下的路，说实话，大部分草药看了一眼后是没记住的，只记得纪药师采到一小棵灵芝，而我自己最大的收获则是在一棵树上找到了一个蝉蜕。后来，经过一个叫兰花谷的地方，张师傅说这里有兰草花，说着就在一个山坡上挖出一棵送给我，我高兴地装进背包里。四下一看，我也发现一丛茂盛的兰草，赶紧卖力地挖出来，嗯？怎么下面的根部不是一条条的，而是一粒粒的，张师傅笑着说："你认错了，那是麦冬。"啊！不过好歹也是味中药。有个记者也欢呼雀跃地奔向一丛兰草，几个姑娘在坡下喊"给我挖一棵""我也要一棵"，等他兴奋地捧下来一看，怎么全是须根？原来是一大丛野草，比我错得还离谱，大家笑成一团。

第一天虽然有点辛苦，但还是很顺利，太阳还没完全落山，我们就到达了宿营地——山间林场。吃过农家饭，搭好了交通车送上来的帐篷，天就黑了。当地旅游管理部门还专程派人来欢迎我们，并给我们准备好了生篝火的木材。当时正是中秋节前后，大家本想在山中赏月，但夜幕降临后，雾气笼罩过来，我们四十多人围坐在熊熊篝火旁，开始演节目，张师傅的笛子演奏、记者晓燕美妙的歌声给我们留下了深刻的印象。后来气氛越来越热烈，围坐成一圈的人不知怎么分成了三个阵营，开始赛歌，歌曲不限，唱几句也行，但不准重复已唱过的，也不准中断。我们这一堆人最少，但气势很高，大家生怕输掉，搜肠刮肚地想下一首歌，声嘶力竭地吼歌，一直闹到晚上十一点钟，我才发现嗓子已经哑了。第二天凌晨四点多钟，我就醒来，听见帐篷外有人声，赶忙起来钻出帐篷。嗬！雾气早已散去，只见灿烂星空，多少年没有看到这么明净的夜空、这么璀璨的星辰了。

吃了一顿南瓜面疙瘩的早餐后，我们踏上了第二天的行程，这才是真正的采药路，脚下已没有了人工修建的道路，基本是砍柴和采药人踩踏的痕迹，走到坡陡路滑的地方，坐个屁股墩是常态，有时干脆坐在地上溜几步再起来。走着走着，前面让停下来，说是没有路了，原先探路时是用绳索岩降了一个陡坡，这次来没带岩降设备，人数太多也不可能岩降，只能派人另辟新路。我们在一个小树林里休息待命，早上的那点面食经过几个小时已基本消耗殆尽，有人开始担心没路怎么办，山上会不会有狼。我笑道："这么一群饥肠辘辘的人，真来只狼，怕是要被我们吃了。"正说着，有人通知继续前进，原来找到一条基本干涸的小溪可以顺着往山下走，溪谷里到处是被水冲得光溜的大小不一的石头。遇到大石，几个男队员豪情万丈地把腿往石上一蹬："踩我的腿下来。"或者往石上一靠："来，踩着我的肩膀。"团队精神让人感动不已。走完溪谷，又在树林里向下穿行，我只觉得两个脚尖已顶得很疼，人也没劲了，好在坡上有些小树，我扑向一棵树抱住、让身体随重量转180度，再走向下一棵树……

　　下午三点多，终于走到了预定的农家餐馆，老板摆着几桌饭菜，我早已望眼欲穿了，一顿美味的农家饭后我的首次采药之旅结束了。从此以后我一发不可收拾，跟着这支队伍又走过了七峰山、桃花冲、太平峡谷等山山水水，收获了知识，也收获了健康。

太平山峡谷游记有感（138 期）——王雄

是否想过，人生中离开都市的喧嚣，重归自然，蓝天白云下到处碧翠青山，潺潺溪流？是否伴着鸟语花香，于深山峡谷中，和风清清，听笛声悠悠？是否看过朝阳月露，落霞孤鹜，蝉花隐隐，更有银河灿烂，熠熠星光中，萤火摇曳，深睡无愁？是否经历过，同道中人，不相不识，面对峭壁顽石，湍溪激流，毫无畏惧，互帮互助，保护妇孺？更有笑傲山水，习武会友，把酒畅饮，此等情怀，人生何求？

一路向美（143 期）——杜红

十月的最后一天，作为一个中医中药爱好者，我有幸参加了纪药师组织的"重走李时珍采药路"第 143 期活动。清早六点多抵达黄石，远远就看见美女阳阳和小帅哥旺旺冒雨接站。早餐毕，一行人来到纪药师大药房集合，听组织方介绍大致安排，领取装备，准备奔赴毛铺大峡谷，去追寻四百多年前的医圣李时珍的足迹。

车行至峡脚，大家弃车登山。第一段路程并不太难，但赶得快，我这宅女自然气喘吁吁，被大家打趣，于是自己心里也开始打鼓，但不管怎样，咬牙也得走完，可不能掉队。

拍完合影，后面的路便真的难行了。溯溪而上，我们走的大部分是采药人才会去走的路线，一道坡度达 90 度的陡壁横在眼前，我不禁喊："哪儿有路啊怎么上？"话音未落，几位大师早已如壁虎般攀了上去，准备接应我们了。

碰到非常困难的路段，户外专家老兵会先上去系好绳索放下来给大家。有些看似险峻的路段，只要抓住树藤，攀住岩石缝隙，依然可以上去，不如想象般难。只是因为前一天下过雨，早上还有零星的小雨，造成了石滑泥烂，给攀爬增加不少难度。

我手脚并用向上攀爬，衣、裤、鞋早已面目全非，连指甲缝也塞满了泥，整个人都成了泥猴儿了，但爬上山顶，体验一把医圣登临的感觉，也觉得一路的辛苦都值得！

带领我们上山的是纪药师的团队，这个团队有民间奇人张连生师傅及其子保哥，还有刘蛇医，有他在，什么毒蛇都不怕了，还特配了户外专家老兵，以及纪药师的女婿，全国武术冠军、上海中医药大学的王聪老师和各位医馆工作人员。这不，"慢慢飞"（徐飞）的脚不慎扭伤了，王医生三下五除二，不到半分钟就搞定，神奇的中医就是这么帅、这么快！

纪药师的团队不仅奇人异士多，而且是个特别快乐的团队。一路上保哥为大家诵诗、吟唱、吹笛不说，竟然还带了茶具在山顶为大家煮茶喝。不知为什么，在山顶喝到保哥的铁观音竟是从未有过的好喝，是茶好？水好？还是心情好？

在山顶上，品香茗，听笛声，观各路高手的武术表演，与全国冠军面对面，快意如此，夫复何求？

这一次我们采药的两大主题，一是湖北四大珍稀药材之一的文王一支笔，二是穿破石。在路上，张叔和刘叔为大家一路解说着各种草药的功效，说起许多有关采药人的轶事，在我们听来惊心动魄的艰难采药路，在老一辈采药人嘴里就好似闲庭信步一样，实在令人佩服。

满山的绿色，常人看来不过就是些植物，但是在采药人眼里都是药。那长在悬崖峭壁上的岩白菜，只能远观却无法近采。那山中的精灵黄精，则被两位年近七旬的老人一会儿一根地挖了出来，看得我们好惊讶，张叔还为我们津津有味地讲起了黄精的传说，更加深了印象。

采药路艰难并不只是说说的，虽然我们走过的路是纪药师团队已经专门探过的，但是因为雨天路滑，连纪药师都不慎滑落十几米山坡，幸好他身手敏捷，最后只擦伤了手脚。此事也让我们学到了非常实用的中药知识，那就是青苔可以止血。

虽然看着几位中医人在山中健步如飞，好生羡慕，但是对于少有户外运动的城市宅人来说，行走采药之路还是要做好安全防护，宽松方便的户外衣裤、登山鞋、登山手套，能配备的尽量配好，路上一定要注意安全，小心踩稳每一步。

　　中草药是大自然的馈赠，是自然界送给人类的巨大财富。野生药材与种植药材的效用天差地别，而珍贵的药材往往生长在难以采摘的峭壁上，或毒蛇、蚂蟥聚集的地方。体会了采药的艰辛，更理解了中药的来之不易，特别是在如今自然资源日益匮乏的境况下，保护自然，尊重自然变得越发重要。感谢纪药师团队组织的"重走李时珍采药路"的活动，让我们有机会亲身体验到这一切。

念念不忘，必有回响（136 期，145 期）——姚青

【缘起】我一直觉得感想这种东西，如果没有及时地记录下来，下一刻你可能会记不清当时的感觉。却不曾想，有些场景，有些感觉，可以一直念念不忘。我还清楚地记得，我在上海的中经堂，遇见小纪药师的场景。当时参加的是一个养生讲座，前半部分由中经堂的赵总讲话，她则坐在前面。虽然她只是静静地坐在那里，但是她的那股精气神，深深地吸引了我。我当时很好奇，究竟是怎样的修行让她这般年纪就有如此修为？所以我就忍不住加了她的微信。

【结缘】2015 年 6 月 6 日，通过小纪药师，我参加了 136 期"重走李时珍采药路"活动——大泉沟之行。所谓"内行看门道，外行看热闹"。那次的活动，我纯粹是抱着游玩的心理参加的。我第一次接触中医中药，觉得很是新鲜，所有的一切对我来说都特别有趣。如愿见到了传说中的纪药师、刘蛇医、保哥。在游玩的过程中，认识了合欢花、菟丝子、钩藤、夏枯草、覆盆子、黄精等中药，了解到那年在武当山徒步时，满心喜欢的植物是云芝，还认识了莹莹姐。我还记得她当时与刘蛇医的大王蛇合影后，高兴地直说大王蛇放在她身上时，她与它眼神交流，心灵对话。我心想真是个有趣的人。通过这次活动，我发现，原来世界上有这样的一群人，与自然为朋，亲近自然，探索自然。

【寻问】采药回来以后，我陆续接触了一些与养生、中医相关的人和事，觉得养生这种东西，需要从自身生活习惯和小事做起，细水长流。看

到有一些习惯不好的同事，我会出言劝说，但是往往效果不佳。我发现大多数人，平时对自己的身体健康并不是很关注，特别是年轻人。我还特别试着询问了一些朋友，得到的答案大同小异，不是觉得养生这种事情应该是老年人干的，就是觉得年轻，消耗得起。我当时特别惊讶，想着自己的身体机能和恢复能力好的时候，不调理，到老来调理，岂不是更费精力？而且不一定能达到想要的目标。年轻的时候留下病根，老了还能好吗？这个现象让我觉得很不可思议。我开始觉得，中医传统文化的宣扬和传承已经刻不容缓。纪药师他们正做着伟大的事情，我想要参与、体验，并和他们一起成长。

【重聚】2015 年 8 月份开始，我每天最大的乐趣，就是等着莹莹姐的微信朋友圈更新，分享她在黄石的点点滴滴。在听到莹莹姐放弃上海的工作，去黄石学习中医的时候，我钦佩她的勇气和信念。让我想起一句话：好的改变，什么时候开始都不晚。我时刻关注着在黄石发生的趣事。我觉得我是个喜欢自由的人，羡慕并向往着那样的生活。我也想念在黄石和纪药师大家庭一起度过的短暂而又美好的日子。终于在 2015 年 12 月 18 日，我再次去了黄石，参加了 145 期"重走李时珍采药路"活动——父子山之行。我那几天重感冒，下呼吸道感染。在爬到三分之一的时候，不小心憋了一口气，开始觉得恶心，想吐。纪药师给我吃了一包午时茶，同时又和莹莹姐一起按压足三里，没过五分钟，就缓过来了。我想，中医真的好神奇。随后的一段上坡路，纪药师就直牵着我，为我减少负担。握着纪药师那厚实的双手，心里特别的温暖和踏实。还有莹莹姐主动为我分担背包，刘蛇医不时地嘘寒问暖，真的是满满的正能量。我那时想，以后我肯定还会来的，我喜欢他们的真性情，喜欢他们的朴实，喜欢刘蛇医不经意间说出的道理，让人醍醐灌顶，喜欢张叔讲述他的生活趣事，让我觉得特别的真实。

【感·愿】2015 年 11 月，被告知高中同学突然车祸去世的消息，让我再次觉得人生如此不可预计，永远不知道下一秒会发生什么。我突然想起了《沙漠之花》，在这个世界上，不是每个国家，每个时代，每个家庭的年轻人都有权利去追求自己所喜欢的未来。所以，如果我侥幸可以，我希望不会错过纪药师大家庭的趣闻趣事。2015 年，我们相遇在夏天，相聚在秋天，希望在未来的春夏秋冬，我都能体验一二。

父子山采药（第 145 期）——熊晓燕

2015 年 12 月 19 日，我参加了纪药师"重走李时珍采药路"第 145 站公益之行，此站前往阳新父子山。上午 9 点，我们在纪药师国医馆集合，一起同行的还有 20 多位来自北上广的重走志愿者，中医药专家也是此次采药的领路人纪药师跟我们详细说明了采药须知，以及追寻李时珍采药足迹的伟大意义。喜欢户外运动且热爱中医药的我对此次旅程充满了期待。

出发前我们将队伍分成了两队，分别以中药楤木和柴胡命名，一队队长是被誉为当代李时珍的纪药师，二队队长是民间蛇医刘师傅。9 点 20 分，我们出发前往父子山。12 月已是数九寒天，我们一行人却热情高涨，在一小时的车程里，纷纷上前表演、吹笛、讲述中药故事等。怀着愉快的心情，带着满满的诚意，我们来到父子山脚下。

据说"父子山"的名字源于一个凄美的传说。宋本《寰宇记》载："有父子二人缘山采药，俱坠崖下，从此为名。"其显著特色便是山峰最高点形似一位妇人向南探望，引无数游者观客猜想传说。

因为得天独厚的山水资源，黄石首条国家级登山健身步道便在父子山建设。也正是因为山林葱郁茂盛，氧气雾气充足，许多珍稀药材扎根于此，采药组为寻得更多的药材资源，从父子山背面小路上山。昨夜小雨过后路面微湿，空气却是出奇的清新沁人，采药队伍兴致高昂，远道而来参加采药之行的队员充满了各种好奇。每看见一种草药，从外观性状到功效应用，但凡有人询问，纪药师必耐心详细讲解，队员纷纷围观拍照记录，没走多久便发现一大棵青蒿，一位队员兴奋地叫出来："纪药师刚讲过的，这是青蒿！"并连连追问是不是，众人询问的目光纷纷投向纪药师，只见纪药师狡黠一笑，慢悠悠地应承到："这确实是青蒿。"大家都高兴地笑起来。

采药组有一位叫莫道平的成员，对纪药师介绍的平地木这一味草药情有独钟。平地木，又名矮地茶，具有化痰止咳、利湿、活血之功效。莫先生手拿着样本睁大眼睛比照着周边草药直说："这是一味好药哇！我一定要认清这味药，回到家乡自己也可采摘。"采药领队张师傅为了鼓励他，总把他引往有平地木生长的地方，让他自寻探索，不一会儿就找到三处平地木！莫先生兴奋极了，还要找到另一味中药——钩藤。寻找钩藤的不止他一位队员，钩藤的茎枝结节叶片腋下生长着成对或单生的倒钩，不易认错，钩藤具有很好的降压作用，是中医开处方的常用药，采药组包括纪药师在内都想着采集些钩藤带回去给家人煮茶喝呢！还有一味备受女孩子们喜爱的中药——紫珠，其状如名，似紫色圆润的珍珠，带着光亮的色泽，格外吸引人。同伴范春顽皮地将紫珠折成古钗状，插入发际拍照留念。小小紫珠作用却不小，既可清热解毒，亦可收敛止血。

我在偶然间瞥见蛇医刘师傅攀着一棵树正抓着什么，于是好奇地走近问他在做什么，刘师傅告诉我他在采黑木耳，晚上可以做药膳。这个消息一传开，队伍全员行动起来，想到晚上可以吃到由自己采摘的药材制作的药膳，大家心思都跑到能吃的药材上了。这可难不倒纪药师，他和各位领队师傅一一指出附近可以吃的中药来，有蛇莓、金樱子等。有的人直接看到摘下来便送往嘴巴里，有的人拿出书包、袋子收集……众人采摘成果，一时间气氛热闹，欢乐根本停不下来。

上山时不走寻常路给部分身体虚弱的队员带来小小的麻烦，纪药师率先牵过需要帮助的队员的手说："我拉着你走。"队员感激地答谢："纪药师的大手真有安全感啊！"等到了下山的时候，我们都体验了一把登山健身步道的畅通，有了先前的爬山经验，步道的路我们都不放在眼里啦。顺坡而下，连走带跑，最快的半个多小时便到达山底。

行程第二天，我们前往蕲州李时珍陵园。途中纪药师给大家讲他多年研究李时珍及其医药学著作的经验，并说李时珍真的做到了"不为良相，便为良医"。

蕲州雨后湿润的空气弥漫在仿建的古建筑中，临近中午我们前往拍摄《大明李时珍》的影视基地。在基地中的李氏医馆里，我们边参观，边与同行的人谈论李时珍这位医学大才的生活点滴和传奇一生。临走前，有队员在古城墙外的空地上发现了大片生长着的地衣，这真是意外之喜，大家纷纷行动起来采集地衣，为晚上的药膳做准备。

行程最后一站是纪药师国医馆，在这里我们学习制作中草药标本。当看到保哥制作巧妙、还原植株本身造型而极富艺术气息的植物标本，大家都坐不住了，分别找到自己采到的中草药，在纪药师和保哥的指导下认真制作标本，当看到自己制作的标本被陈列起来，成就感"蹭蹭"地上升；当听到纪药师说，可在标本上注明制作人的名字，还能带一副标本回家做纪念时，热闹喜悦的气氛更加高涨了……

回家（第145期）——金益

自从接触了中医之后，我感觉之后遇见的人和事仿佛都是冥冥之中早有安排。以前总认为，或许人生最难的事就是不能做真实的自己，时刻被外在的人与环境束缚着，你的眼神、表情、言语、行为都是背离本真而表现变化着，不能做想做的事，也不能做不想做的事，"能"与"不能"，"想"与"不想"之间，我会认命地劝慰自己，只能随缘而行，随遇而安了。

我天生身体底子弱，工作之后一个月感冒两次那是常事，季节转换和食物过敏引起的疹子总会把我折腾得够呛。曾经一位门诊中医说："你若生在古时，不用担当太多工作，只管好好休养就能恢复许多。"我心里不免无奈哀叹，这不可能！各种汤药也是断断续续服用两年有余，极苦、极酸、极涩，各种味道混杂一起，即使是油盐酱醋搅和在一起的味道都要比它强！总之，没见身体有多大起色，定时跑医院，每次抓方子要等上两个小时，倒是把我累得都没力气呼吸了。我心有疑问，这中药为何效果甚微？带着疑惑，我上网查询了解到，第一我的方子药性都较寒凉，毕竟现在的中医院也西化了；第二，方子开的是治标非治本的，同病症，但不同体质的病人可能是相同的方子；第三，药材本身嗅上去并没有药的气味儿，产地与种植方法也影响了药效。除了上述三点外在原因，我也做了反省，由于工作繁忙，饮食不定时，过饥过饱。再加上作息不合理，加班熬夜。情绪长期压抑，缺乏运动。故而"人之病，天之刑"，自作自受。我已经厌倦跑医院的日子，自己赚的辛苦钱不但没有享受到，还都送给了医生。再这样下去，不利于身体恢复，我决定要靠自己的方式给自己治疗，而后将自己的经历分享给和我一样的朋友们，希望他们也能健康生活。

2015年3月，我随家人来到湖北黄石，因为早前对艾灸有些了解，听闻湖北的中草药品质较高，非常期待这一行会有所收获。抵达的当天下午，不顾路途疲惫便跟随纪老师、刘蛇医上了月亮山，一路上穿梭于民宅小巷间。登上山没走几步，纪老师指着一株紫边绿叶说道："这是丹参。"随后刨出来，心里激动又欣喜，这可是原生态的，还是新鲜的，带有泥土的清香，真是挖到宝了！纪老师说 丹参可以治疗高血压。我的母亲高血压已服药十多年了，我便带回了一些给她煮水喝，她反馈这水烧了三扑，还是清香甘甜。这接地气儿土生土长的草药果真不一样。对于儿女来说，父母身体健康，便也是儿女的福分，也能让我们安心地在外打拼。

而后没走几步，刘医师介绍了狼毒草，这是一种有毒性的草药，有蛇就有它，自然界万物相生相克，相互依存。他经常采摘胡秃子食用，我也不顾卫生，便顺手采摘了些，因为还没成熟，口感酸涩无比。不过，这自然环境下的东西，不做清洗，尘土也成了良药，吃了也不怕闹肚子。就这样，边走、边看、边说、边采，我感觉思维在被净化，身体被一股莫名的能量灌溉着。三月的天，山上还是有些寒凉，但我已浑身冒着热气，血液都沸腾了起来。我们打着手机灯，穿越了长长的隧道，耳边不时传来山水流淌的声响，有时如瀑布般激昂洪大，有时如珠儿落玉盘般清脆明亮。我不禁以手做瓢接水入口，瞬时从口经喉入胃一路都无比的清爽淋畅，回味无穷，那时可惜只带了一个水杯没接多少。这一程上下山约5个小时，回程的路上，我的内心久久不能平静，我们都是自然界的一部分，而大自然才是真正的"家"，我们离家太久，太远了，以至于我们病了，找不到回家的路，迷失了方向，迷失了自己，不知道如何治愈。这一来，我明确了生活方向，更坚信一切疾病，只要回归自然，回归本真，都是可能治愈的。即使现实生活有诸多阻碍，我也会亲身实践，将所得客观辨证地分享给身边人，倡导中医养生保健，正确了解传统中医文化。或许，我不能成为一名中医，但是我可以成为一名中医的传播者，老祖宗几千年的瑰宝我们不能丢，不能弃。

同年12月，我报名参加了第145期"重走李时珍采药路"，这次结识了更多的当地医师，还有志趣相投的伙伴，人的一生能有志同道合的伙伴陪伴左右，实属不易，听着他们丰富的中医知识和行医阅历，自觉惭愧不已，还要加倍努力。在现实生活中，因为社会接触的范围和方向不同，能有共同话题聊的朋友真是为数不多，更何况年纪不大的我早已步入了养生的行列，俨然是他人眼中的"老年人"，其实别人的评价并不重要，至少我已在做我喜欢的事。

回来后，身边有朋友对"重走李时珍采药路"产生了浓厚的兴趣，表示愿意参加。而家人从最初反感艾灸的味道，到现在他们也会自己进行艾灸，还会向他人介绍艾条的好处。一切都在向良性的趋势发展，相信会有越来越多的朋友加入传统中医文化的行列，星星之火终会燎原。

按吸引力法则之说，在这个世界上，所有的人和事物都具有各自的磁场，你若一身怨气，消极悲观，就会不断地发生令你不愉快的事，久而久之，沉浸于不断积聚的负面磁场中，身体必定会出现种种病症。但"境由心生，命由己造"，一切逆境磨难，不怕你强，只怕你心柔软，它是化解这世间所有疾苦的良药，是打开幸福大门的钥匙，如何得此"心"？我的感悟便是找回自己，回家。

在黄石，有医师，山路，草药，野菜，笛声……谁都逃不过生命的有限，或许我老了什么都不记得了，但这些记忆碎片仍会深深铭刻在我内心深处，带着我找到回家的路。

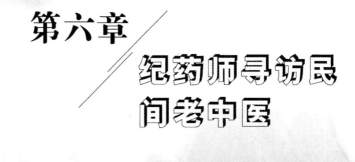

第六章

纪药师寻访民间老中医

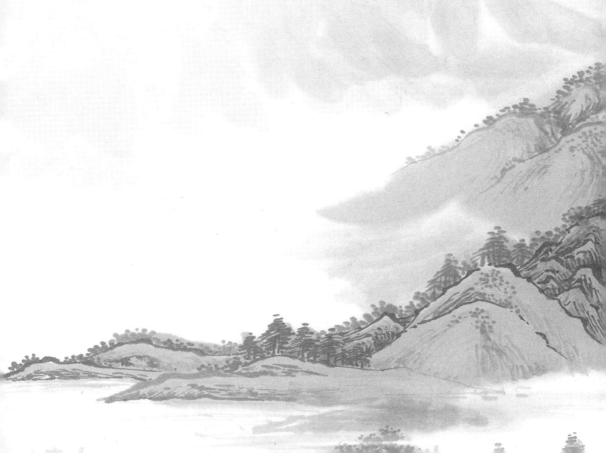

在编写《本草纲目》的过程中，最使李时珍头痛的就是由于药名混杂，往往弄不清药物的形状和生长情况。过去的本草书，虽然做了反复的解释，但是由于有些作者没有深入实际进行调查研究，而是在书本上抄来抄去在"纸上猜度"，所以越解释越糊涂，而且矛盾越多，使人莫衷一是。例如药物远志，南北朝著名医药学家陶弘景说它是小草，像麻黄，但颜色青，开白花；宋代马志却认为它像大青，并责备陶弘景根本不认识远志。又如狗脊一药，有的说它像草薢，有的说它像菝葜，有的又说它像贯众，说法很不一致。类似情况很多，李时珍不得不一次又一次搁下笔来。这些难题该怎样解决呢？在他父亲的启示下，李时珍认识到，"读万卷书"固然需要，但"行万里路"更不可少。于是，他既"搜罗百氏"，又"采访四方"，深入实际进行调查。

李时珍穿上草鞋，背起药筐，在徒弟庞宪、儿子建元的伴随下，远涉深山旷野，遍访名医宿儒，搜求民间验方，观察和收集药物标本。他首先在家乡蕲州一带采访。后来，他多次出外采访。除湖北外，还到过江西、江苏、安徽好多地方。

李时珍每到一地，就虚心向各式各样的人请求。其中有采药的、种田的、捕鱼的、砍柴的、打猎的，人们都热情地帮助他了解各种各样的药物。

比如芸苔，是治病常用的药，但究竟是什么样的？《神农本草经》说不明白，各家注释也搞不清楚。李时珍同一个种菜的老人，在他指点下，又查看了实物，才知道芸苔实际上就是油菜。这种植物，头一年下种，第二年开花，种子可以榨油，于是这种药物便在他的《本草纲目》中一清二楚地注解出来了。

在四处采访的过程中，或在自己的药圃里，李时珍都非常注意观察药物的形态和生长情况。蕲蛇，即蕲州产的白花蛇。这种药有医治风痹、惊搐、癣癞等功用。李时珍早就研究它。但开始，他只从蛇贩子那里观察。内行人提醒他，那是从江南兴国州山里捕来的，不是真的蕲蛇。那么真正的蕲蛇是什么样的呢？他请教一位捕蛇的人。那人告诉他，蕲蛇牙尖有剧毒。人被咬伤，要立即截肢，否则就中毒死亡。治疗诸病有特别好的效果，因之非常贵重。州官逼着群众冒着生命危险去捉，以便向皇帝进贡。蕲州那么大，其实只有城北龙峰山上才有真正的蕲蛇。李时珍追根究底，要亲眼观察蕲蛇，于是请捕蛇人带他登上龙峰山。那里有个狻猊洞，洞周围怪石嶙峋，灌木丛生，缠绕在灌木上的石南藤，举目皆是。蕲蛇喜欢吃石南藤的花叶，所以生活在这一带。李时珍置危险于度外，到处寻找。在捕蛇人的帮助下，终于亲眼看见了蕲蛇，并看到了捕蛇、制蛇的全过程。由于这样深入实际调查过，后来他在《本草纲目》写到白花蛇时，就得心应手，说得简明准确。说蕲蛇的形态是："龙头虎口，黑质白花，胁有二十四个方胜文，腹有念珠斑，口有四长牙，尾上有一佛指甲，长一二分，肠形如连珠。"说蕲蛇的捕捉和制作过程是："多在石南藤上食其花叶，人以此寻获。先撒沙土一把，则蟠而不动，以叉取之。用绳悬起，刀破腹去肠物，则反尾洗涤其腹，盖护创尔，乃以竹支定，屈曲盘起，扎缚炕干。"同时，也搞清了蕲蛇与外地白花蛇的不同地方："出蕲地者，虽干枯而眼光不陷，他处者则否矣。"这样清楚地叙述蕲蛇各种情况，当然是得力于实地调查的细致。

李时珍了解药物，并不满足于走马看花式的调查，而是"一一采视，颇得其真""罗列诸品，反复谛视"。

当时，太和山五龙宫产的"榔梅"，被道士们说成是吃了"可以长生不老的仙果"。他们每年采摘回来，进贡皇帝。官府严禁其他人采摘。李时珍不信道士们的话，要亲自采来试试，看看它究竟有什么功效。于是，他不顾道士们的反对，竟冒险采了一个。经研究，发现它的功效跟普通的桃子、杏子一样，能生津止渴而已，是一种变了形的榆树的果实，并没有什么特殊功效。

鲮鲤，即今天说的穿山甲，是常用的中药。陶弘景说它能水陆两栖，白天爬上岩来，张开鳞甲，装出死了的样子，引诱蚂蚁进入甲内，再闭上鳞甲，潜入水中，然后开甲让蚂蚁浮出，再吞食。为了了解陶弘景的说法是否正确，李时珍亲自上山去观察。他在樵夫、猎人的帮助下，捉到了一只穿山甲，从它的胃里剖出了一升左右的蚂蚁，证实陶弘景关于穿山甲的特点说对了。不过，从观察中，他发现穿山甲食蚁时，是搔开蚁穴，进行舔食，而不是诱蚁入甲，下水吞食，李时珍肯定了陶弘景对的一面，纠正了其错误之处。

李时珍的这种精益求精的钻研精神，是最让纪药师敬佩的。在纪药师采药团队中，有很多是地地道道的药农，他们从小就跟药材打交道，而且自己在家里也培育了很多药材。三人行必有我师焉，纪药师在遇到拿不准的药材时，都会向他们请教。如果大家都不熟悉，就会一起研究，查资料，互相讨论。由于常年与大自然亲近，只要是在鄂东南发现的植物，纪药师认识大部分，而且了解其功效和特性。

为了深入了解更多的药材，纪药师也经常远行，只要听说哪里有传奇的名医，他就会去拜访。

走进阳新龙港

2013 年 9 月 6 日上午 9 点整，"寻访民间老中医"活动全面启程。本报联合纪药师药业举办的"寻访民间老中医"活动一行 13 人，从东楚传媒大厦门前广场正式出发，驱车前往阳新龙港，首站走访倍受市民推荐的民间老中医——成名。

上午 10 点 25 分，寻访队伍到达成名老中医家。这个位于龙港热闹集市旁的小村庄里的小中医馆，便是成名的家。中研·杏林（北京）国际医药科学研究所的牌匾赫然悬挂在成名中医馆的大门上。一进门，大家就感受到了浓厚的中医气氛。药房里传出浓郁的中草药味，毛笔字画透出文化的气息。随后，成名老中医为每一位寻访者泡上了一杯热茶，这茶却不是普通的茶，而是由四五味中草药配合制成的，入口甘甜，具有养生功效。原来，喝药茶是成名老中医家每天必不可少的。

据了解，成名老中医擅长治疗胃肠道疾病，例如胃炎、肠炎等，呼吸道疾病，例如肺炎、支气管炎以及风湿病、心脑血管疾病等的治疗，目前正在学习研究肝病的治疗。在多种中医疗法中，成名中医最拿手的是中药治疗，面对疑难杂症，他能够将眼前的疾病与前人或自己之前的经验相对比，经过对比判断，制订最合适、最有效的治疗方案。

在成名老中医开出的药方中，不难发现很多地方与中医老祖宗流传下来的药方有很大的不同，对某一味药加大剂量，对某一味药减少剂量，添加一味药，减少一味药，这些都很常见。成名表示，每一个个体都是不一样的，不能一味地照搬经验，而是应该将教材、经验中的知识不断地改造、升华，灵活运用才会有奇效。

成名老中医同纪药师一样，认识到了中医药文化正在逐渐衰退，也同样在为中医药文化的传承而努力着。他在全国各地都有徒弟，为了更好地传授经验，他甚至学会了网络教学。成名老中医的言行深深影响着他的儿子，在 19 岁的少年心中种下了一颗中医的种子。

看见儿子越来越热爱中医，成名表示，中医是文化和自然科学的结合，而不是单纯的医学，中医所包含的内容太多太多。老一辈的中医可能都只是掌握了其中的一小部分，更别提年轻一代了。只有不断地学习，反复总结经验，始终将中医文化理念根植心中，才不至于被淘汰，也才能将中医文化传承下去。

陈世锴——自学蜂疗成医师

2013 年 9 月 25 日，记者与纪药师一行 7 人驱车前去拜访民间中医陈世锴。一路上，纪药师给大家讲解各种中医治病的小方法，比如用梅花针治病，把五根针绑在一起，然后捆在一根竹条上，利用竹条的弹性来控制扎针的力度，对于淋巴结肿大、皮肤麻木、失眠等症状都有很好的疗效。比如用橘皮治疗慢性胃炎，将干橘皮 30 克，炒熟后磨末加白糖 3 克，空腹温开水服下，每次 6 克，日服 3 次，2 日后，胃疼即止。纪药师的讲述通俗易懂，引人入胜，这些日常生活中可以用的有效方法，无不让大家感受到中医的博大精深。不知不觉中，大家到达了陈世锴医生的家门口。

走进陈世锴家中，恰逢他儿子和儿媳给病人进行蜂疗，钳夹出蜜蜂身上的锋针，轻扎入人体穴位，这一过程不超一秒，动作十分娴熟。

1974 年，初中毕业的陈世锴到江北养蜂，以采集蜂蜜为生。他讲到，记得有一年夏季放蜂时，一位 64 岁的老婆婆经过，看到蜂箱上大量的蜜蜂飞走了，她就将盖蜂箱的柴草拿回去生火做饭，没想到柴草中还有一些没归巢的蜜蜂，追着蜇她，结果连续 3 天她全身多处红肿、视力模糊。然而这位患有坐骨神经病、耳鸣、慢性关节炎的老婆婆，在被蜜蜂蜇后，关节疼痛竟奇迹般地好转了。次年，陈世锴再次到灵川县养蜂，这位老婆婆找到他，给他送来礼物，感谢他养的蜜蜂治好了多年的顽疾。

这次偶然的蜂蜇事件，让陈世锴了解到蜂针的神奇疗效，为此，他找到当地一名中医世家的子弟吕元胜，学习中医治病的方法，跟他一起上山采寻各种中草药。在外放蜂采蜜的过程中，去看一些蜂疗刊物的影像。多年后，他开始从事蜂疗治病，专治中风偏瘫、类风湿、强直性关节炎，得到很多患者的认可。目前，陈世锴有土蜂 300 箱，意大利蜂 100 多箱。采访中他讲到，决定和纪药师一起，将蜂疗这项绝技发扬光大。

沈家堂——继承祖传茶疗食疗绝技

今年65岁的沈家堂，头发花白，说起话来精神抖擞，也是市民强烈推荐的民间老中医。他的绝技是茶疗，将中草药制成粉末，当茶泡着喝，医治咽炎、眼疾、鼻炎、头晕等。

得知记者和纪药师要来采访，沈家堂早早在家里等候着。见到纪药师如见知己，俩人交流中医相谈甚欢。沈家堂向大家展示他的宝贝——医书，据说这些医书是已经失传的药方。医书有些破旧，但他视作珍宝。记者建议他复印一本，以防此书损坏失传。不过他说，这本书的内容他已经熟记于心，并当场背诵医书。虽然沈家堂掌握了上千种方子，到处治病救人，但生活很清贫，子女不愿继承他的事业，让他颇感无奈。沈家堂出生在黄冈英山一个中医世家，一家四代行医，他从小跟其叔父学医，10岁开始抄写《医学三字经》之类的医书，后来到当地一家卫生院学习了三年，毕业后到一家工厂上班。工作时，他常给同事看病配药，空闲时间到山上采药翻阅医书，慢慢地成为一名民间中医。

游加元——半路继承中医

通往游加元家的路蜿蜒泥泞，"这才是真正的'水泥路'呀!"纪药师风趣地说道，引起一阵欢笑。

今年50岁的游加元，见到纪药师喜出望外，随后拿出几本破损泛黄的医书，上面记录着治疗各种疾病的方子以及保健知识，比如罗列了洗眼日等，这是父亲留给后人的宝贝。纪药师随机翻阅，发现上面记载的方子都很不错，叮嘱游加元找人将这些手抄本重新复印一份，以便保存流传给后人。游加元说，此书中的方子里所指的药材都已经找不到了。纪药师随即让其出考题，纪药师对答如流。在这场对答中，游加元相形见绌，缺乏中医理论基础支撑。在采访中记者了解到，游加元的父亲游耀伦是名老中医，在当地颇有名气。虽然从小在老中医父亲的熏陶下长大，但他起先不对中医感兴趣，直到父亲年迈，开始跟父亲从医，学会治疗跌打损伤之类的绝技。自从父亲去世后，他慢慢转以打工为生，偶尔帮人治病。在他家后面，大家看到他父亲种植的杜仲树。纪药师告诉大家，杜仲籽可以补肾壮腰，其叶子还能降血压，是味很好的药材。

余良料——知名老中医

68 岁的余良料，是大冶市中医院返聘老中医。见到纪药师后，余老中医非常高兴，他说，他一直关注着寻访民间老中医活动，"报道中的那些老中医的医术，都是雕虫小技。他们的医术是祖传的，缺乏中医理论知识，难以达到祖辈的医学水平"。但"纪药师中医梦"报道很打动他，看到黄石还有纪药师在为中医传承发展不断努力，他就看到中医发展的希望。

余良料担忧，中医中药最大的危机，不是青黄不接，而是后继无人，直指中医学院培养的人才是些变种的中医。这一担忧跟纪药师不谋而合。

余良料说，中医学院一般都是前三年学中医，最后一年学西医，学生往往对中医不感兴趣，根本不用心学习，不是上网玩游戏，就是谈恋爱，吃吃喝喝，认真学习中医的屈指可数，这些不用心学习中医的学生对西医却感兴趣，很多毕业后转从西医，这让中医情何以堪？这样培养出来的中医人才，如何能扛得起弘扬中医的大旗？他说话的言语中透露出的不仅是担忧，更多的是痛心。

当代中医学生缺乏刻苦钻研、死记硬背的精神。其实，不理解不要紧，死记硬背刻在脑子里的知识，定会在以后的从医过程中慢慢理解。

纪药师告诉我，余良料是他家第九代传人。从小在中医环境中长大的他，7 岁时就能将"汤头歌"之类的基础中医歌诀熟练背诵，直到他 20 多岁，还因背医书问题被父母罚跪着背书。后来他凭借扎实的中医功底，成为首批湖北中医学院的学生。

在学校，老师讲解的中医知识他早已熟记于心，倒背如流。毕业后被分配到一所中医院当医生，几十年的行医经验，让他的医术不断地提升。而今虽说算不得名冠一方的中医大家，但经他医治好的病人也是难以计数的。他本来希望儿子继承他的衣钵，送儿子到湖北中医学院和北京中医药大学学习，没想到儿子毕业后却下海经商不愿继续从医，他的中医梦想就这样被扑灭了。

"发展中医，大家要先从理念上区别中医和西医。"余良料一直强调，中医中药有几千年历史，通过望闻问切来辨证施治，这是从宏观来看病，比如把脉，这种模式一直没有改变，但不可否认这种方法有用的价值。然而，西医借用自然学科机械理论检查，在微观上，对症治疗来得快，好得快，但治标不治本。现代医生往往追求简便、直观，很多从事中医的医生转从西医。

余医生说，中医应该利用西医长处，诊断疾病用西医，辨证施治用中医。最后，他还热心地向纪药师提出两点建议，一个是取得政府支持，创办中医中药进修班，分初中高三个等级招学生。招收学生的标准有三：高中毕业生，热爱中医有意学中医的；父母辈是中医，本人愿意继承中医的；有中医基础，愿意学中医的。另一个建议是开办特色中医院，急救病人才用西药，一般门诊到病房都用中药，不准用西药。还要设置特色科室，不同疾病设立对应科室，比如支气管炎、哮喘专科等。

武当山通愚道长

　　武当山上有一位通愚道长，他是这里最有名的中医。他平日里喜欢打坐，研究草药。山里人得病都来找他，他定能药到病除。他神奇的医术连山下的人也知道，所以经常会有山外的人来找他看疑难杂症。但通愚道长是个喜欢清静的修道之人，不喜欢被人打扰，所以除了看病之外的访客他一律不见，最不喜欢的就是媒体。纪药师在去之前就担心会吃闭门羹，但当听说纪药师的采药团是重走李时珍采药之路，弘扬中医文化的，道长便马上答应与纪药师见面，交流心得，畅谈对中医中药的见解，并提出了很多担忧，希望纪药师的"重走李时珍采药之路"活动，能引起更多人关注中医文化，彻底扭转危机的局面。当然，我借着采药活动的机会，非常荣幸地采访到了这位传说中的"神医"。可是我遇到了一个很大的问题，那就是我完全听不懂道长的方言，还好有纪药师这位同样传奇的中医帮忙，下山后给我详细讲解了通愚道长的经历。

　　通愚道长的俗名叫祝华英，年轻时是一名民间中医，因为一次误诊使病人的病情恶化了，于是自己跑到了武当山修行，想逃避自己的过失。但他发现心中这个石头一直压迫着他，于是他借助武当山得天独厚的药材资源，也效仿李时珍，亲身尝试各种草药，并研究出很多治疗各种顽疾的方子，为病人减轻病痛，挽救生命，以弥补之前的过失。如今，他年事已高，治好的病人不计其数，名声也传播千里。可他仍然安身于此，每日打坐看病，十分低调。

纪药师采药团的到来，让他再也按捺不住。因为这几十年来，他亲身经历过中医从昌盛到抵制，到低迷，到质疑，他很高兴能有这样的团队来为中医加油。他说，中医药文化传承了几千年，用特殊的理论和经验造就了炎黄子孙的繁衍生息。现在有人说它是伪科学，那是因为中医药的治病原理和功效都很难用科技手段检验出来。在某些方面，中医药是个无形的产物，这就与现代的理论相冲突。其实，中医药的玄机和伟大就在这里。

他还迫不及待地向纪药师表达了自己的看法。他说，他是一个山间药人，想要对中草药进行研究和探索，缺少很多必要的条件。行医几十年来，他只能凭借记忆和无数的经验来给人看病抓药，根本不去讲究什么理论依据，也没有可依据的东西。而且每一种草药都有其特殊性，不是所有相同病症的人都能通用，这就给研究带来了更大的难题。

受中国传统文化的影响，有道行的中医们总是舍不得把好东西拿出来共同分享，讲究什么独家秘方，甚至到死也不愿意传给后人，致使越来越多的中医药方剂失传，要想再发现那就需要更长的时间，这些都让他非常痛心。

通愚道长还说："李时珍为我国中医药事业的继承和发展做出了很大的贡献，他的《本草纲目》更是中国人的骄傲。他用毕生的时间、精力去搜集、研究、整理中草药，即使被人误解也要追求自己的信念，最终完成了举世瞩目的巨作《本草纲目》，将一生的心血毫无保留地展示在世人面前。这就是伟大的中医药精神。我没有读过多少书，充其量就是一个民间郎中，但我对中医药的情感非常深厚。通过40多年的研究和实践，我终于写成了《人体十二经脉揭秘》一书，里面是我在大山修行几十年积累的所有精华，希望能为中医药的发展奉献我最大的力量，这也是我毕生所做的最值得骄傲的事情。"

虽然是短暂的见面，但道长临走时紧紧握着纪药师的手，说："我的能力也只有这些了，希望'重走李时珍采药之路'的活动在你的带领下，越走越好。你的学识很渊博，也让我学到了很多之前没有悟到的道理，所以我深信你能够将中国伟大的传统文化更好地发扬下去，希望你们能够继续走下去，也希望你们的队伍越来越壮大，让中医中药重新昌盛起来！"

纪药师非常感动能遇到这样志同道合的传统中医，因为在他身边，很多中医已经偏离了中医诊病、治病的轨道，逐渐被现代化的医疗趋势所迷惑，中医基础的"望闻问切"已经成了形式。还有人已经成了真正的西医，连处方都不会开。挂着中医的牌子，做着西医的粉丝，更有甚者反过来抵制中医。这些现象在中国普遍存在着，让纪药师非常痛心，如果长此下去，中医将自掘坟墓。所以，纪药师常年游走于各地名山，拜访各地名医，希望能找到更多的传统中医，来拯救岌岌可危的中医文化。

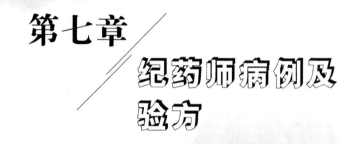

第七章

纪药师病例及
验方

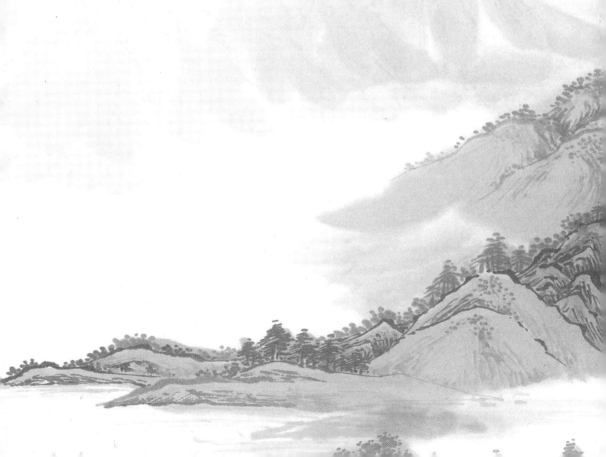

病例解析

在中医历史中，出现了很多智者。从神农尝百草奠定中医基础，到李时珍完成《本草纲目》，再到如今，纪药师继承和发扬中医文化，他们为华夏子孙创造着一个又一个的奇迹。在纪药师的诊治病例中，有很多都让他自感欣慰。

一、中医教授经络不通

纪药师的大女儿纪晓祺在上海中医药大学的一位教授身体很不好，找了学校里很多知名教授都看不好，而且越吃药病越厉害。她建议这位教授到黄石来找纪药师看看。

这位教授姓徐，当年 47 岁，是学校的领导，做事雷厉风行，责任心极强，而且他带的学生也都非常优秀，在圈内有一定的影响力。纪药师回忆，最初见到徐教授的时候，他是在两位老人的陪护下，坐着轮椅下的火车，虽然两条腿还能走路，但走不到十步就得坐下来休息，整个人蜷缩着，连直起来的力气都没有。

徐教授告诉纪药师，他总是发烧，浑身乏力，情绪特别容易激动，还很焦虑、烦躁，身体直不起来，走几步就喘不过气来，感觉肺功能衰竭得非常严重。这次来黄石，还得年岁已高的父母搀扶着来，心里非常愧疚。

纪药师为他把脉，发现其脉象非常紊乱，经络都是堵的，脸色发黑，但是身体底子还不错。纪药师先开了两副疏通经络的方子：葛根、枳壳、柴胡、桂枝、半夏、甘草，旨在疏通膀胱经。两三天后，徐教授感觉身体轻松多了，纪药师继续补方加减。一周后，徐教授便能行走了。纪药师建议他留在黄石继续治疗一段时间，但他放心不下学校的事情，非要马上回上海。纪药师送徐教授上火车的时候，全程都没有见到轮椅的踪影。

二、胆结石术后伤口不愈合

有位老人已经70岁高龄，在医院接受了胆囊切除手术。手术非常成功，但其伤口一直愈合不了，非常痛苦，家人也无比担心。一个月过去了，老人的状况还是一点也没有改善，医生已经想尽了办法，最终还是束手无策。

医院和纪药师常年有来往，在遇到西医无法解决的病症时，都会请纪药师出马，这次也不例外。纪药师来到病房，了解了病人的情况后，开出了一个方子，叫"拔毒生肌散"，在伤口处外敷了两天就愈合了。随后老人很快就办理了出院手续。纪药师介绍说，拔毒生肌散的主要成分有冰片、炉甘石（煅）、龙骨（煅）、红粉、黄丹、轻粉、白蜡、石膏（煅）。主要功能为拔毒生肌，用于疮疡阳证已溃、脓腐未清、久不生肌。

一位40岁的女士在医院做了胆囊切除手术，还切了部分的胃。手术很成功，但是术后不能进食，一吃就吐，连流食也进不了，每天只能靠打点滴维持，在医院里躺了两个月也不见好，身体状况越来越差。情急之下，家人又将她转院，医生们经过会诊给出建议，是重新开刀再缝合。家人当然不愿意，病人已经遭这么多罪了，再开刀哪能受得了！于是医院又找到了纪药师。纪药师来到病房，看到这位病人躺在床上动都不能动。把脉发现，她并没有什么大的问题，只是因为手术阻断了胃脉，导致胃气不降，开了两副颗粒剂：姜半夏、竹茹、柿蒂、石斛，让家人给她冲服，病人一喝就不吐了。两副药后，纪药师又加了木香、枳壳，开了五副。这五副药吃完后，病人终于可以吃流食，也可以下地活动了。很快医院通知他们可以出院了，一家人无比激动。临走前让纪药师开了一个月的药，回家继续调养。

三、八旬老太子宫重度脱垂

一位老太太82岁，患子宫下垂40多年。还在年轻时，打个喷嚏子宫就会脱出体外，坐便时间稍微长一点也会出来，让她非常痛苦，严重影响了正常生活。随着年龄增长，尿道感染、尿急、尿频、尿痛、便秘等一系列问题都接踵而至。后来还出现了胃下垂、胃痛、三叉神经痛。

纪药师说，用中医的话讲，这是严重的气虚下陷。他重用黄芪、升麻、炒白术、甘草等草药为她治疗。现在老太太的这些症状都好了，她非常感谢纪药师解决了她40多年的痛疾。我是今年3月中旬见过这位老人，她来找纪药师开方的时候，看上去已经是个很硬朗的奶奶了！

纪药师为她开的最后一张处方是：黄芪60克、升麻20克、西洋参10克、乌药20克、杜仲15克、益智仁10克、白芍12克、炒白术30克、神曲10克、白扁豆10克、干姜10克、桂枝10克、火麻仁10克、生大黄6克、酸枣仁15克、桑葚子12克、萹蓄12克、甘草6克、黄连6克、鸡屎藤20克、五倍子15克、枳壳12克、木香12克。

四、顽固的牛皮癣

牛皮癣非常顽固，所以很难断根。纪药师说，从西医的角度来看，牛皮癣是免疫病，一般用改变免疫机能的方法来治疗。但是要用激素药物，无法治疗根本，因此会反复发作。而从中医的角度来分析牛皮癣，那就是气血不足引起的，所谓血虚生风就是这个原理。要治疗这个顽疾，当然要先治身体。

一位25岁的女子，患牛皮癣很多年，也治了很多年，多发于头发间隙之中，睡觉时非常痒。在纪药师门诊治疗了一段时间后，牛皮癣的面积明显缩小，所有症状都在逐渐消失。

处方：大血藤、鸡血藤、银柴胡、五味子、防风、乌梅、当归、地肤子、蛇床子、玄参、生地、乌梢蛇、僵蚕、凌霄花、蝉蜕、百部、白鲜皮、荆芥、甘草、浮萍。

纪药师讲解道："大血藤、鸡血藤活血、养血；银柴胡、五味子、防风、乌梅、玄参、生地补阴虚和固阳气；乌梢蛇、僵蚕祛风；蛇床子、蝉蜕、百部、荆芥止痒；凌霄花活血、止痒；甘草调和诸药。"

五、乙肝大三阳致面痤疮 III 型

刘先生，26 岁，长得挺标致，但满脸的痤疮，非常影响颜值，而且还是个乙肝大三阳患者。纪药师说，这是由肝胆湿热、肝气郁滞引起的，从其脉象看，还有肾虚、脾虚。

刘先生一直在纪药师门诊治疗乙肝，现已大好。纪药师的处方中有柴胡、茵陈祛肝胆湿热；淫羊藿补肾；田基黄、郁金、石见穿清肝火；陈皮、黄芩、鸡矢藤、白术、神曲、鸡内金、桑葚子、山茱萸等，补脾肾，行气；茯苓皮利湿。

目前，刘先生的乙肝已治好，严重的痤疮也没有再复发，而且之前的脓包都平了，还有一些痘印正在变浅中。

六、卵巢早衰，闭经数年

对于女人来说，衰老是最可怕的。在纪药师的病人中，有一位漂亮的白领，今年才 39 岁，但是已经闭经很长时间，气色也非常差。纪药师把脉后，告诉她要做好长期调养的准备。纪药师说，脉象上显示，她的肾阴阳双虚，肝气郁结严重，肝火过旺，有卵巢早衰的迹象。

她慕名前来找纪药师救治，并且非常配合治疗，一直坚持按照医嘱服药和锻炼。坚持治疗了三个月后，她的月经就来了，这让她非常高兴。但是量很少，色瘀黑，便继续治疗。半年后，我见到了这位女士，她已气色红润，精神饱满，更让她高兴的是，纪药师说她可以停药了，因为其月经已经基本正常。

　　纪药师说，现代女性压力太大，又不注重保养，所以提前闭经或月经不正常的现象非常多，而且各个年龄的女性都会出现这些问题。学生中多为月经不调、痛经、闭经，还有些女孩因此肥胖；青年中为量少、闭经、黑瘀，或月经前后有身体不适的症状，还有不孕；中年为提前闭经、早衰、失眠、多梦、黄褐斑，更年期提前等。

　　纪药师经常举这样的例子，女性每月行月事，就像堤坝和水库一样。月经漏、瘀、少等，是由很多原因造成的。如果堤坝有损坏，水库的水就会不停流；如果水库里的水存量不够，那就没有水从堤坝上流出。

　　出现这种情况，西医的做法是，用黄体酮等药物促使月经来潮，就好比砍掉堤坝放水，能快速见效。这样就会导致堤坝越砍越低，虽有水能流出，但水一直在消耗，堤坝彻底毁坏，最终结果是，水枯堤亡，也就是闭经。中医的做法是，调理脏器机能，补气养血。就好比修补堤坝，补充水源，但效果慢。这样一边修补，一边补充水源，直到堤坝完全修复，水源丰厚，一切才会恢复正常。最后的结果当然是堤壮水硕，也就是月经正常。

　　但是让纪药师惋惜的是，很多人不能坚持，只注重快速奇效，忽略了对源头的保护，以至于给身体造成无法补救的伤害。尤其是处在发育期和孕龄的女性，由于激素药物服用过多，造成机体严重虚耗，致使不孕不育、内分泌紊乱的问题比比皆是。

七、西医治疗月经崩漏留下后遗症

　　贺女士，29岁，2015年5月结婚至今未孕。3月底，其母带她来找纪药师问诊。贺女士十几岁时得了很严重的血液病，在医院治疗了很长的时间，总算是转危为安。但自从那之后，她的月经就一直不正常，要么就十几天流不尽，要么就血崩。因为这个问题，贺女士到处求医，身体也十分虚弱。因为长期服药，贺女士的月经越来越少，刚开始她们还很高兴，以为治好了，可是后来越来越少，少到不正常，有时一两个月不来。她们又到医院求医，医生开了黄体酮，一吃就来，但是一停药就不来。于是贺女士很盲目地依赖黄体酮，一吃就是 5 年。

由于常年服药，贺女士留下了很多后遗症，面白如纸，气血严重不足，抵抗力极低，最严重的就是声雄。纪药师说，这是雄性激素用得太多造成的。其母亲担心这样下去会把旧病引发出来，就不敢再让她瞎吃药了，而且她还想尽快抱个外孙呢。

纪药师能够理解她们的心情，但是也劝告她们，先把身体调理好了，才能得到健康的宝宝，这个不能太心急。要想快点完成这个梦想，就必须配合医生的治疗。

目前，贺女士已经接受了两个多月的治疗，纪药师说，从脉象上看，她的身体已经在慢慢转变，只是之前西药伤得太狠，要想治疗到满意程度，还需要很长一段时间。贺女士也很信任纪药师，她表示，为了自己的身体，也为了早日完成做妈妈的心愿，她会坚持下去的。

八、小儿肺炎输液过甚损伤肾

5 月中旬，一位从广西慕名而来的雷女士，带着 5 岁的女儿走进了纪药师的诊室。小女孩很可爱，但是一直不停地干咳。雷女士说，在女孩两岁半的时候得了一次肺炎，在医院连续打了四十多天的针。虽然肺炎看上去是控制住了，但此后这个干咳的症状就一直没有停止过。不仅如此，女孩经常生病，一生病就打针，打完针去幼儿园上两天学又生病。这两年，这种状况反反复复，现在雷女士都不敢把孩子送到学校去了。

纪药师给女孩把脉，告诉雷女士，女孩就是因为打针打多了，严重破坏了自身的抵抗力，而且最严重的是伤到了肾，所以才会经常生病。不仅如此，她还有鼻炎。脉象显示，女孩肺虚、肾虚、脾虚。中医有"肺与大肠相表里"之说，所以小女孩会有便秘的症状。像这个年龄的孩子，身体已经算是很虚的了。

纪药师告诉雷女士，婴幼儿的常见病其实并不难治，只要学习一些传统的治疗手段就会很快恢复。比如中医小儿推拿、物理降温，或者准备一些中药退烧方剂、小儿膏等，在家里就能处理孩子突发的不适症状。

　　雷女士非常懊悔，要是早一点知道这些常识就好了。她还留下了联系方式，希望下次纪药师有小儿健康讲座的时候能够通知她来学习。雷女士临走时说，还好现在认识了纪药师，以后她会更加注意保护好孩子的抵抗力的。

验方集锦

一、甲癣中药验方

处方：蛇床子 20 克，地肤子 20 克，博落回 15 克，生白术 30 克，土槿皮 20 克，紫草 10 克，马褂木 15 克等。

用法用量：上药用水煎煮，趁热浸泡患甲 1 小时。每日 1 次连续 20～30 天。此法方便简单，疗效确切。但切记，该药不可入口，只能外用。

二、中草药治疗"冬天皮肤瘙痒症"

处方一：生地、何首乌各 15 克，当归、槐花各 10 克，胡麻仁 5 克，丹参 12 克，全蝎、蝉蜕各 3 克。

用法用量：水煎服，早晚各 1 次，每日 1 剂。

处方二：当归、生地各 15 克，赤芍、川芎各 12 克，防风、荆芥、蒺藜、何首乌各 10 克。

用法用量：水煎服，每日 1 剂。此方适用于血虚生风之其痒游走，头部与上身尤甚者服用。

处方三：生大黄、苍术各 100 克，赤芍、荆芥各 50 克。

用法用量：煎水洗患处，每晚洗 1 次，止痒效果佳。

处方四：艾叶 90 克，花椒、雄黄各 6 克，防风 30 克，加水煎沸 15 分钟。

用法用量： 趁热熏患处，待水温适宜时洗患处，每日 2 次，能止痒。

处方五： 苦参 12 克，薏米 30 克，车前子、地肤子各 15 克，夏枯草 10 克，赤茯苓 20 克，甘草 3 克。

用法用量： 水煎服，早晚各 1 次，每日 1 剂。

三、糖尿病方

处方： 鬼箭羽 45 克，地骨皮 30 克，天花粉、沙参 15 克，鹿角霜 30 克，生熟地各 20 克，生黄芪 30 克，玉竹、山药、玉米须各 15 克。

用法用量： 水煎服，1 个月为一疗程，多有疗效。

四、治痛风方

处方： 草薢、白术各 20 克，土茯苓 50 克，猪苓、滑石各 15 克，川牛膝、瞿麦、萹蓄、车前子、制大黄各 10 克，桂枝、生薏苡仁 30 克。

用法用量： 煎汤服用，20 天为一疗程。

关节红肿热痛加生石膏、制苍术各 10 克，知母、黄柏各 15 克，关节畸形僵硬加桃仁 15 克，红花、穿山甲、当归各 10 克，蜣螂 6 克，去车前子、白术。

五、过敏性鼻炎方

处方： 黄芪 30 克，白术、紫草、黄芩、白芷、苍耳子、辛夷花、防风各 15 克，露蜂房、赤芍、地龙各 12 克，蝉蜕、薄荷（后下）、甘草各 9 克。病程冗长加丹参、桃仁、红花，反复发作加生地、玄参、丹皮，日久难愈加土鳖虫、白花蛇舌草、蜈蚣。

用法用量： 每日 1 剂，水煎 3 次，分 4 次服。药渣加水浓煎，滤取药液趁热先熏，后再冲洗鼻腔，早晚各 1 次，每次 20 分钟。两周一疗程，直至炎症消退，鼻黏膜正常。治疗期间应避风寒、花粉等致敏原，预防感冒，忌煎炸、香燥、酒类、鱼腥、辛辣饮食。

功效：益气固表、疏风散寒、清热祛湿、活血化瘀、排脓解毒、止涕利窍、消肿止痛。突发型用药一疗程即炎症消失，鼻腔功能恢复；慢性型两至三个疗程内症状、体征消失，鼻黏膜恢复正常。

六、牙痛方

处方：威灵仙新鲜根。

用法：新鲜威灵仙根一小段，用痛牙咬住，即刻流出很多涎水，牙痛立止。

注意事项：威灵仙的根不可贴着口腔内膜，否则容易引起口腔溃疡。

七、类风湿性关节炎方

内服药处方：（1）刺五加 50 克，绣花针 15 克，继木 15 克，白茅根 15 克，土牛膝 15 克，乌泡刺根 15 克，乌柏根 15 克。

（2）生姜 6 克，青葱 9 克，辣椒 9 克。

用法：（1）方水煎加酒冲服。

（2）方同面条煮食至汗出为度。

外洗方：生姜 50 克，青葱 100 克，苏叶 100 克，艾叶 100 克，乌药 150 克，水菖蒲 200 克。

用法：加水煎开后蒸洗患处，以蒸到有汗出为度。

首次 3 方同用，以后只服 1 方。

八、桑寄生治疗冠心病、心绞痛、高血压

治疗冠心病、心绞痛处方：桑寄生 40 克，每日 1 剂，煎水服用。

治疗高血压处方：桑寄生 60 克，决明子 50 克，水煎服，不用西药，配合步行锻炼，多有疗效。

附录:

"重走李时珍采药路" 2007—2017 年主要行程

2007 年

9 月 7 日	蕲春	参与者 10 余人
9 月 8 ~ 9 日	三角山	参与者 40 余人
9 月 24 ~ 25 日	薄刀峰	参与者 50 余人
10 月 19 ~ 21 日	武当山	参与者 40 余人

2008 年

3 月 20 日	月亮山	参与者 10 余人
4 月 26 日	太平峡谷	参与者 20 余人
5 月 17 日	英山	参与者 10 余人
6 月 21 日	殷山	参与者 10 余人
10 月 21 日	四川	参与者 10 余人
11 月 25 日	蕲春	参与者 20 余人

2009 年

2 月 18 日	月亮山	参与者 10 余人
6 月 6 日	董家口	参与者 10 余人
6 月 10 日	神农架	参与者 20 余人
8 月 13 日	月亮山	参与者 20 余人
9 月 18 日	白沙	参与者 10 余人
12 月 26 日	天台山	参与者 10 余人

2010 年

5 月 8 日	太平山	参与者 10 余人
5 月 29 日	太平山	参与者 100 余人
6 月 5 日	三角山	参与者 10 余人
12 月 10 日	殷祖	参与者 10 余人

2011 年

3 月 17 日	大箕铺	参与者 10 余人
7 月 7 日	太平山	参与者 100 余人
9 月 1 日	月亮山	参与者 30 余人

2012 年

1 月 7 日	七峰山	参与者 10 余人
2 月 11 日	七峰山	参与者 10 余人
4 月 6 ~ 7 日	七峰山	参与者 100 余人
4 月 26 ~ 27 日	桃花冲	参与者 50 余人
6 月 2 日	太平峡谷	参与者 40 余人
6 月 26 ~ 28 日	太平山	参与者 100 余人
10 月 3 日	太平山	参与者 30 余人

2014 年

3 月 22 日	七峰山	参与者 10 余人
5 月 1 ~ 3 日	神农架	参与者 10 余人
5 月 16 ~ 18 日	太平山	参与者 100 余人
5 月 22 日	七峰山	参与者 40 余人
6 月 11 日	蕲春	参与者 10 余人
6 月 21 日	蕲春	参与者 10 余人
7 月 5 日	斗方山	参与者 10 余人
7 月 16 日	七峰山	参与者 10 余人
8 月 29 日	桐柏山	参与者 10 余人

9 月 1 日	七峰山	参与者 10 余人
10 月 2 日	斗方山	参与者 10 余人
10 月 10 日	月亮山	参与者 20 余人
11 月 6 日	七峰山	参与者 30 余人
12 月 25 日	月亮山	参与者 20 余人

2015 年

1 月 24 日	月亮山	参与者 10 余人
2 月 12 日	七峰山	参与者 10 余人
3 月 12 日	大泉沟	参与者 10 余人
3 月 19 日	白沙	参与者 10 余人
3 月 21 日	毛铺	参与者 30 余人
5 月 28 ~ 30 日	太平山	参与者 80 余人
6 月 6 日	大泉沟	参与者 50 余人
6 月 20 日	蕲春	参与者 10 余人
6 月 24 日	武宁	参与者 10 余人
7 月 1 日	太平峡谷	参与者 10 余人
7 月 11 ~ 12 日	太平峡谷	参与者 40 余人
8 月 2 日	罗田	参与者 10 余人
9 月 3 ~ 4 日	七峰山	参与者 50 余人
10 月 23 日	毛铺	参与者 10 余人
10 月 31 日	毛铺	参与者 30 余人
11 月 1 日	大冶	参与者 30 余人
12 月 19 ~ 20 日	父子山	参与者 20 余人

2016 年

3 月 12 日 ~ 13 日	七峰山	参与者 32 人
4 月 9 ~ 12 日	月亮山	参与者 260 人
4 月 28 日	月亮山	参与者 36 人

5 月 28 日 ~ 29 日	七峰山—月亮山	参与者 37 人
6 月 18 日 ~ 19 日	药王谷	参与者 27 人
6 月 23 日 ~ 26 日	神农架	参与者 28 人
7 月 22 日 ~ 24 日	七峰山	参与者 30 人
8 月 13 日	南峰	参与者 20 人
9 月 17 日 ~ 18 日	桃花冲	参与者 26 人
10 月 15 日 ~ 16 日	毛铺峡谷—李时珍百草园	参与者 20 人
11 月 19 日 ~ 20 日	薄刀锋	参与者 19 人

2017 年

3 月 11 日 ~ 12 日	薄刀锋	参与者 29 人
4 月 15 日 ~ 16 日	七峰山—月亮山魔道	参与者 20 人
4 月 20 日 ~ 21 日	七峰山—月亮山魔道	参与者 18 人
4 月 24 日 ~ 29 日	七峰山	参与者 49 人
5 月 13 日	大泉沟	参与者 36 人
6 月 17 日 ~ 18 日	三角山	参与者 30 人
7 月 15 日 ~ 16 日	药王谷	参与者 19 人
7 月 27 日 ~ 28 日	毛铺大峡谷—黄荆山	参与者 17 人
8 月 10 日 ~ 13 日	神农架	参与者 26 人
8 月 17 日 ~ 20 日	神农架	参与者 45 人
9 月 16 日 ~ 17 日	毛铺大峡谷	参与者 18 人
10 月 19 日	月亮山	参与者 32 人
10 月 27 日 ~ 29 日	武当山	参与者 15 人
11 月 11 日 ~ 12 日	父子山—大泉沟	参与者 21 人
11 月 19 日	月亮山步道	参与者 46 人
12 月 7 日 ~ 8 日	庐山	参与者 22 人

图书在版编目（CIP）数据

重走李时珍采药之路／纪少波，刘莹莹主编. —太原：山西
科学技术出版社，2018.1

ISBN 978 - 7 - 5377 - 5546 - 7

Ⅰ. ①重… Ⅱ. ①纪…②刘… Ⅲ. ①中医医药学—基本知识
Ⅳ. ①R2

中国版本图书馆 CIP 数据核字（2017）第 300120 号

重走李时珍采药之路

出 版 人：赵建伟
主　　 编：纪少波　刘莹莹
责 任 编 辑：杨兴华
责 任 发 行：阎文凯
封 面 设 计：杨宇光

出 版 发 行：山西出版传媒集团·山西科学技术出版社
　　　　　　地址：太原市建设南路 21 号　邮编：030012
编 辑 部 电 话：0351 - 4922078
发 行 电 话：0351 - 4922121
经　　 销：各地新华书店
印　　 刷：山西基因印刷服务有限公司
网　　 址：www. sxkxjscbs. com
微　　 信：sxkjcbs

开　　 本：720mm×1010mm　　1/16　　印张：11.75
字　　 数：140 千字
版　　 次：2018 年 1 月第 1 版　　2018 年 1 月第 1 次印刷

书　　 号：ISBN 978 - 7 - 5377 - 5546 - 7
定　　 价：35.00 元

本社常年法律顾问：王葆柯
如发现印、装质量问题，影响阅读，请与发行部联系调换。